DAS BUDGETFREUNDLICHE PCOS-DIÄT-KOCHBUCH FÜR ANFÄNGER 2024

Einfache entzündungshemmende Diät zur Essenszubereitung, Gewichtsreduktion, Glückshormone und zur Steigerung der Fruchtbarkeit.

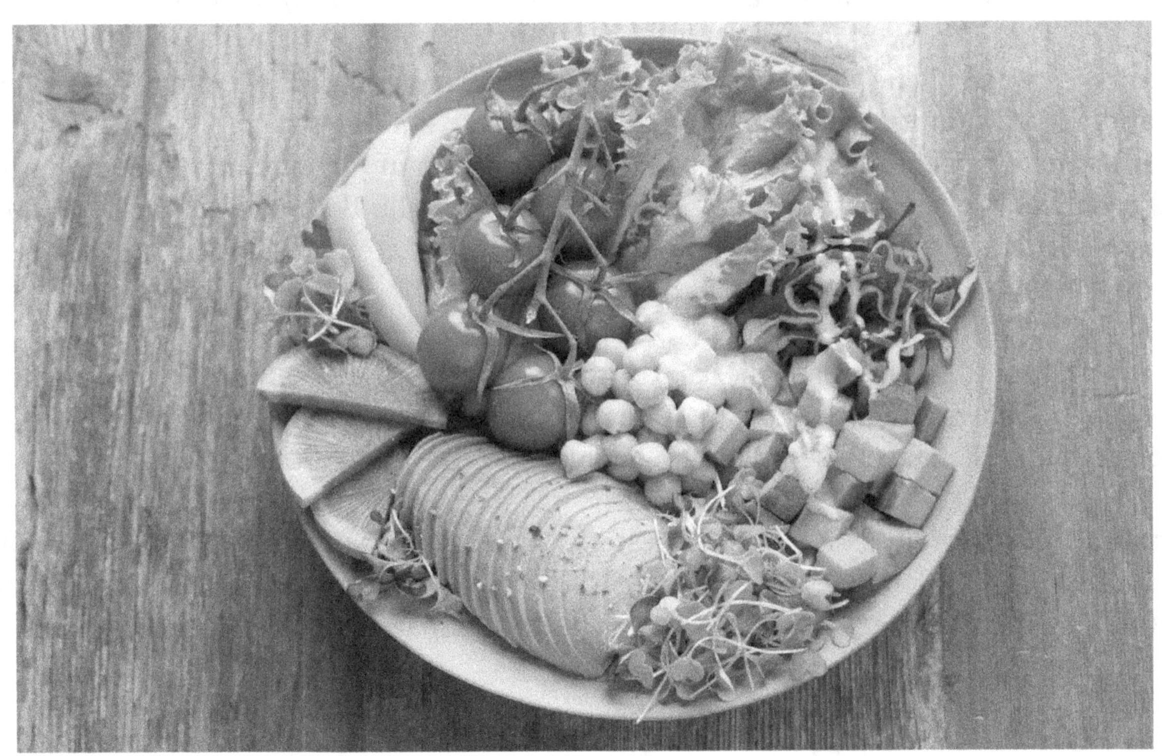

Betty W. Middendorf

URHEBERRECHTE ©

HAFTUNGSAUSSCHLUSS

Die in diesem Buch bereitgestellten Informationen dienen ausschließlich Bildungs- und Informationszwecken und stellen keine medizinische Beratung dar. Dieses Kochbuch soll Rezepte und Ernährungsvorschläge bieten, die dabei helfen, PCOS-Symptome durch eine ausgewogene Ernährung zu lindern. Es sollte jedoch nicht als Ersatz für professionelle medizinische Beratung, Diagnose oder Behandlung verwendet werden.

Bevor Sie wesentliche Änderungen an Ihrer Ernährung, Bewegung oder Ihrem Gesundheitsprogramm vornehmen, ist es wichtig, einen Arzt zu konsultieren. Die Rezepte und Empfehlungen in diesem Buch basieren auf allgemeinen Richtlinien und sind möglicherweise nicht für jeden geeignet. Individuelle Bedürfnisse und Reaktionen können variieren und bestimmte Lebensmittel oder Zutaten sind möglicherweise nicht für alle Personen mit PCOS geeignet.

Die Autoren und Herausgeber dieses Kochbuchs übernehmen keine Verantwortung für etwaige Nebenwirkungen, Folgen oder Schäden, die durch die Befolgung der bereitgestellten Ernährungsempfehlungen oder Rezepte entstehen können.

Durch die Nutzung dieses Kochbuchs bestätigen Sie, dass Sie diese Haftungsausschlüsse verstanden haben und erklären sich damit einverstanden, einen qualifizierten Gesundheitsdienstleister für eine individuelle medizinische Beratung und Anleitung zu konsultieren.

INHALTSVERZEICHNIS

Blaubeer-Chia-Samen-Smoothie

Vollkornwaffeln mit Joghurt und Obst

Eiermuffins

Overnight Oats mit Kürbisgewürz

Sautierter Grünkohl-Ei-Toast

Joghurt mit hausgemachtem Müsli

Frühstücks-Wrap mit Spinat und Pilzen

Hüttenkäsepfannkuchen

Sweet Potato Hash

Obstsalat mit griechischem Joghurt

MITTAGESSEN

Quinoa-Salat mit Kichererbsen und Gemüse

Gemüsepfanne mit Tofu

Griechischer Joghurt-Hühnersalat

Quesadillas mit schwarzen Bohnen

Mediterrane Gemüse-Wraps

Truthahn-Avocado-Wrap

Mit Quinoa gefüllte Paprika

Lachs- und Quinoa-Bowl

Gemüselinsensuppe

Kichererbsensalat-Sandwiches

Pita-Brot-Pizza

Asiatische Nudel-Salat

Thunfischsalat-Salat-Wraps

Gemüse-Hummus-Teller

Puten- und Gemüsespieße

Mit Eiersalat gefüllte Tomaten

Süßkartoffel- und schwarze Bohnen-Tacos

Capresesalat

Hähnchen-Gemüse-Pfanne

Gemüse-Bohnen-Chili

Garnelen-Avocado-Salat

Tofu und Gemüsecurry

Quinoa- und schwarzer Bohnensalat

Quesadillas mit Pilzen und Spinat

Griechische Hähnchen-Pita-Taschen

Gemüse-Hummus-Wrap

Salat mit schwarzen Bohnen und Mais

ABENDESSEN

Zitronen-Kräuter-Hähnchen und Gemüse in einer Pfanne

Truthahn-Gemüse-Pfanne

Gebackener Lachs mit geröstetem Gemüse

Pesto-Zucchini-Nudeln mit gegrilltem Hähnchen

Kohl Roll-Auflauf

Mit Quinoa gefüllter Eichelkürbis

Mit Pilzen und Spinat gefüllte Hähnchenbrust

Gebackenes Huhn Parmesan

Gebratener Blumenkohlreis

Gefüllte Paprikaschoten

Garnelen-Gemüse-Pfanne

Linsensuppe

Aubergine mit Parmesan

Pesto-Zucchini-Nudeln mit gegrilltem Hähnchen

Vegetarisches Chili

Zuchinilasagne

Lachs- und Spargelfolienpakete

Gemüse-Frittata

Sesam-Ingwer-Tofu mit Brokkoli

Blumenkohlpizza

Gefüllte Portobello Pilze

Truthahn-Taco-Salat-Wraps

Enchiladas aus Süßkartoffeln und schwarzen Bohnen

Nudeln mit Gemüse

Kokos-Curry-Tofu

Gefüllter Spaghettikürbis

Quesadillas mit Pilzen und Spinat

Gebackene gefüllte Hähnchenbrust

SNACKS, VORSPEISEN UND DESSERTS

Süßkartoffelpommes

Gurken-Avocado-Salat

EINKAUFSLISTEN

MAHLZEITPLANER

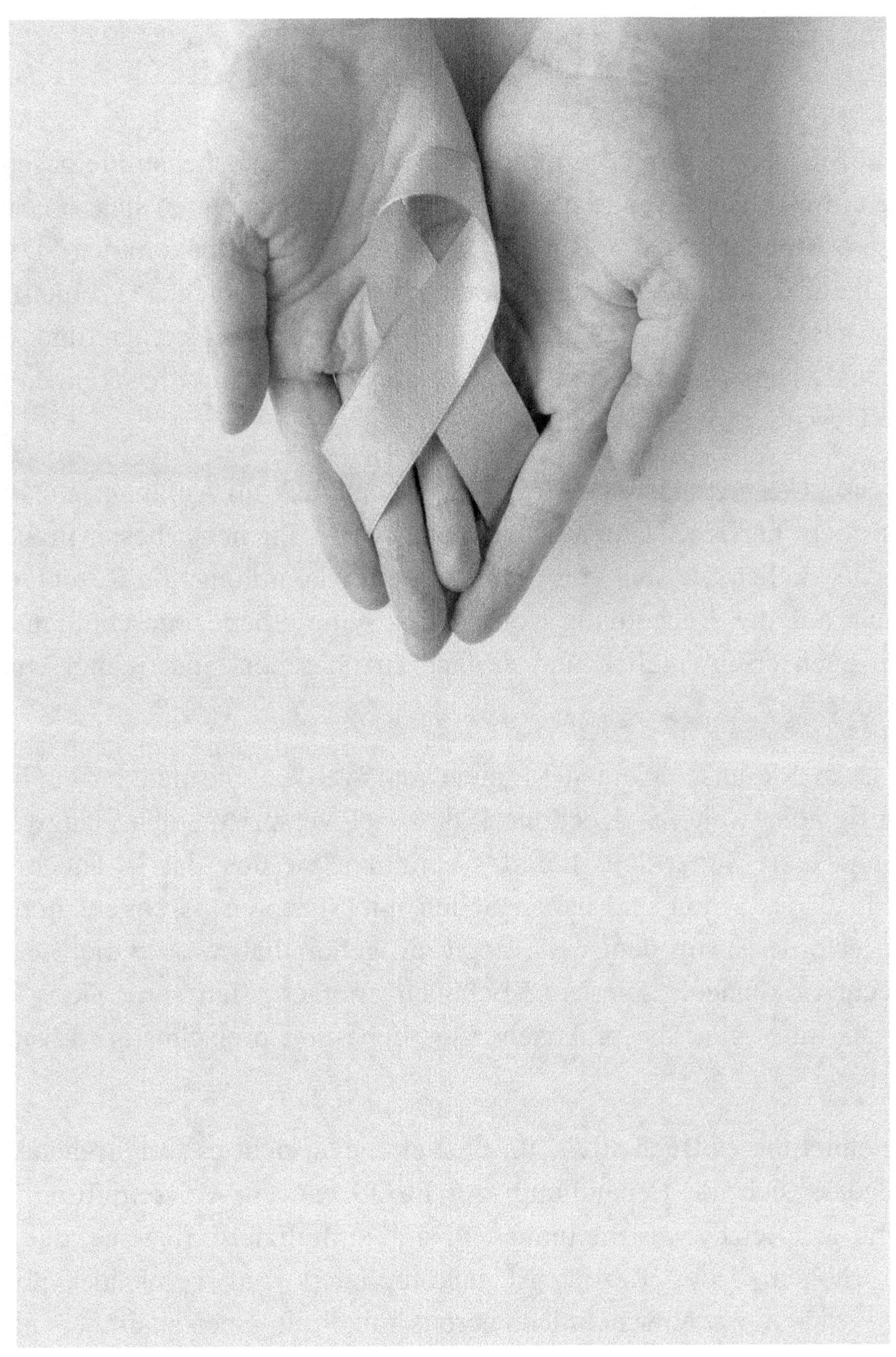

EINFÜHRUNG

Standen Sie schon einmal mitten im Gang eines Lebensmittelgeschäfts, starrten auf eine verwirrende Auswahl an Zutaten und fragten sich, ob es eine einfachere Möglichkeit gibt, Ihr PCOS in den Griff zu bekommen? Du bist nicht allein. Unzählige Frauen standen vor dem gleichen Problem und suchten nach einer Möglichkeit, ihre Hormone auszugleichen und einen gesunden Lebensstil aufrechtzuerhalten, ohne ihr Budget zu sprengen oder auf den Geschmack zu verzichten.

Geben Sie „Das preisgünstige PCOS-Diät-Kochbuch für Anfänger 2024" ein. Dies ist nicht nur ein weiteres Kochbuch – es ist Ihr neuer bester Freund in der Küche. Stellen Sie sich vor, Sie hätten eine Sammlung von Rezepten, die nicht nur auf die Behandlung von PCOS-Symptomen zugeschnitten sind, sondern auch erschwinglich und einfach zuzubereiten sind. Klingt wie ein Traum, oder?

Aber lassen Sie uns für einen Moment real werden. Sie denken vielleicht: „Großartig, ein weiteres Kochbuch, das viel verspricht, aber langweilige Salate und teure Superfoods liefert." Vertrauen Sie uns, das ist anders. Wir alle kennen das schon und haben Seiten mit Rezepten durchgeblättert, die Zutaten erfordern, von denen Sie noch nie gehört haben oder die Sie nicht aussprechen können. Dieses Kochbuch richtet sich an Sie – die vielbeschäftigte Frau, die praktische, köstliche und preisgünstige Lösungen benötigt.

Was zeichnet dieses Buch aus? Zunächst einmal spricht es Ihre Sprache. Wir wissen, dass sich die Behandlung von PCOS wie ein Vollzeitjob anfühlen kann und das Letzte, was Sie brauchen, sind komplizierte Rezepte, die Ihren Stress erhöhen. Jedes Rezept ist unkompliziert und verwendet übliche Zutaten, die Sie wahrscheinlich bereits in Ihrer Speisekammer haben. Außerdem haben wir eine Prise Humor hinzugefügt, denn seien wir ehrlich, wir alle könnten hin und wieder ein gutes Lachen gebrauchen – vor allem, wenn wir durch die Höhen und Tiefen von PCOS navigieren.

Sind Sie es leid, sich von Ernährungsumstellungen überfordert zu fühlen? Machen Sie sich Sorgen über die Auswirkungen auf Ihren Geldbeutel? Dieses Kochbuch geht direkt auf diese Bedenken ein. Es ist vollgepackt mit Tipps, wie Sie intelligent einkaufen, Mahlzeiten planen und das Beste aus jedem Dollar herausholen. Wir sprechen von echtem Essen für echte Menschen, ohne Kompromisse bei Geschmack oder Nährwert.

Warum sollten Sie dieses Buch kaufen? Denn es ist mehr als nur eine Rezeptsammlung. Es ist ein Leitfaden, ein Unterstützungssystem und ein Game-Changer für alle, die ihr PCOS effektiv verwalten möchten. Mit diesem Kochbuch erhalten Sie nicht nur Mahlzeiten; Sie erlangen einen Lebensstil, der Ihre Gesundheitsziele ohne Stress unterstützt.

Machen Sie sich bereit für eine kulinarische Reise, die nicht nur Ihren Körper nährt, sondern auch Freude in Ihre Küche bringt. Verabschieden Sie sich von langweilig und langweilig und begrüßen Sie Geschmack und Spaß. „Das preisgünstige PCOS-Diät-Kochbuch für Anfänger 2024" soll Ihr Leben einfacher, gesünder und viel köstlicher machen.

Schnappen Sie sich noch heute Ihr Exemplar und machen Sie den ersten Schritt zu einem gesünderen und glücklicheren Menschen. Ihre Geschmacksknospen – und Ihr Geldbeutel – werden es Ihnen danken!

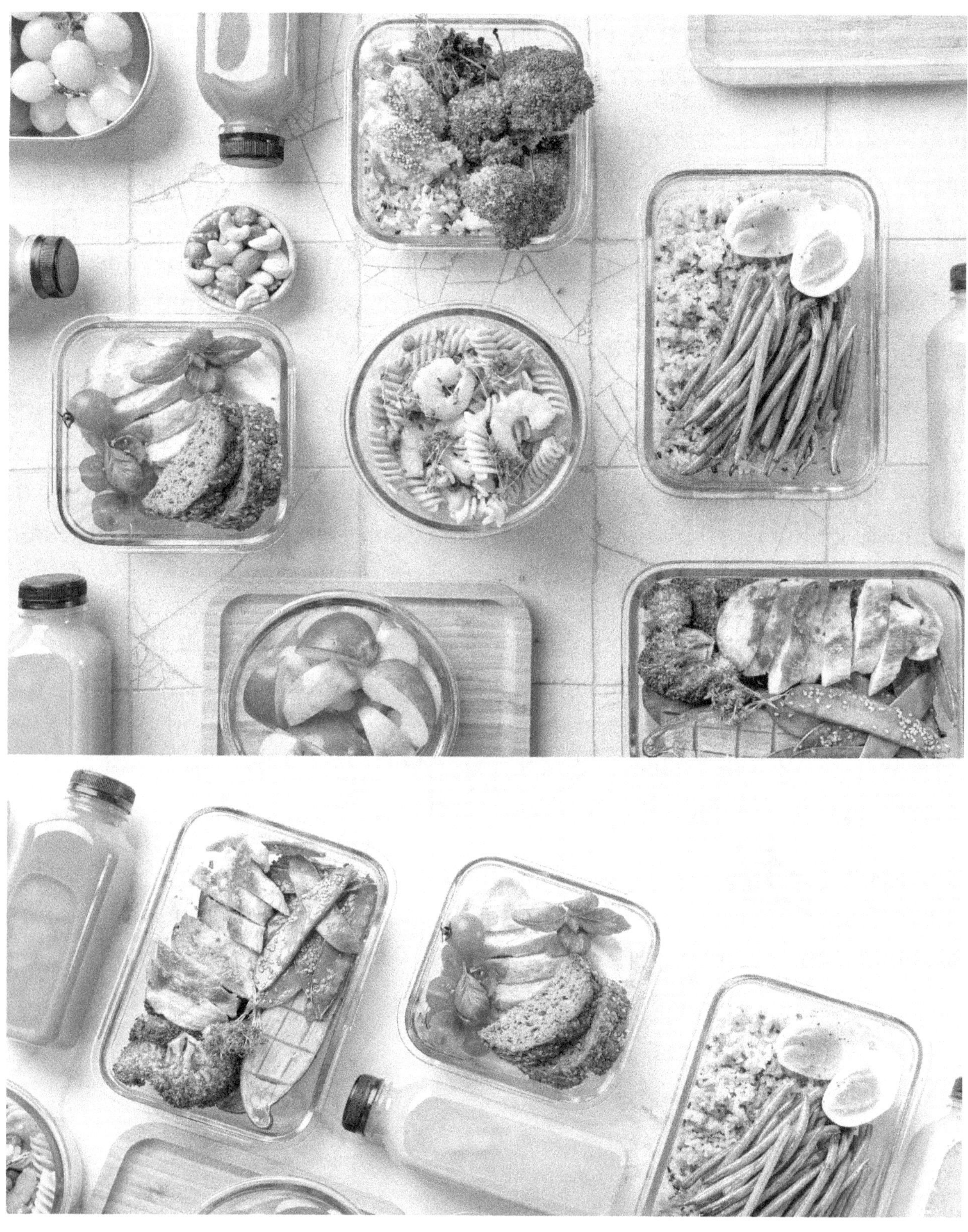

PCOS verstehen

PCOS oder Polyzystisches Ovarialsyndrom ist eine komplexe Erkrankung, die durch Störungen der normalen Eierstockfunktion und der Hormonregulation gekennzeichnet ist. Menschen mit PCOS haben häufig Eierstöcke mit mehreren kleinen Zysten, bei denen es sich in Wirklichkeit um unreife Follikel handelt, die auf ein hormonelles Ungleichgewicht zurückzuführen sind. Diese Ungleichgewichte betreffen Insulin, Androgene (männliche Hormone) und Fortpflanzungshormone und tragen zu den charakteristischen Symptomen von PCOS bei.

Ursachen und Risikofaktoren von PCOS

Die genaue Ursache von PCOS ist nicht vollständig geklärt, es wird jedoch angenommen, dass Genetik, Insulinresistenz und hormonelle Dysregulation wesentliche Faktoren sind. Eine familiäre Vorgeschichte von PCOS erhöht die Wahrscheinlichkeit, an dieser Erkrankung zu erkranken. Eine Insulinresistenz, bei der die Körperzellen nicht effektiv auf Insulin reagieren, kann den Insulinspiegel erhöhen und eine übermäßige Androgenproduktion auslösen, was zu PCOS-Symptomen führt.

Symptome von PCOS

PCOS manifestiert sich mit einer Reihe von Symptomen, die von Person zu Person unterschiedlich stark ausgeprägt sind. Zu den häufigsten Symptomen gehören:

1. **Unregelmäßige Menstruationszyklen:** Unregelmäßigkeiten beim Eisprung führen zu unregelmäßigen oder fehlenden Perioden.

2. **Überschüssige Androgene:** Erhöhte männliche Hormonspiegel führen zu Akne, Hirsutismus (übermäßiger Haarwuchs) und männlichem Haarausfall.
3. **Polyzystischen Ovarien:** Die Eierstöcke sind im Ultraschall nachweisbar und enthalten zahlreiche unreife Follikel.
4. **Gewichtszunahme und Schwierigkeiten beim Abnehmen:** Insulinresistenz trägt zur Gewichtszunahme bei und stellt eine Herausforderung für die Gewichtsabnahme dar.
5. **Stimmungsschwankungen:** Hormonelle Schwankungen führen zu Stimmungsschwankungen, Angstzuständen und Depressionen.
6. **Hautprobleme:** Akne und fettige Haut sind aufgrund erhöhter Androgenspiegel häufige Manifestationen von PCOS.
7. **Unfruchtbarkeit:** Unregelmäßiger Eisprung und hormonelle Ungleichgewichte im Zusammenhang mit PCOS können die Fruchtbarkeit erheblich beeinträchtigen.

Diagnose

Die Diagnose von PCOS umfasst die Beurteilung einer Kombination aus Symptomen, Krankengeschichte und körperlichen Untersuchungen. Oft werden Bluttests durchgeführt, um Hormonspiegel wie Testosteron und Insulin zu messen. Darüber hinaus kann eine Ultraschallbildgebung eingesetzt werden, um die Eierstöcke sichtbar zu machen und Zysten zu identifizieren.

Management und Behandlung

Obwohl PCOS nicht geheilt werden kann, können seine Symptome durch verschiedene Ansätze wirksam behandelt werden:

1. **Änderungen des Lebensstils:** Ein gesunder Lebensstil, einschließlich regelmäßiger Bewegung und einer ausgewogenen Ernährung mit wenig

verarbeitetem Zucker, kann dabei helfen, die Insulinresistenz und den Hormonspiegel in den Griff zu bekommen.

2. **Medikamente:** Hormonelle Verhütungsmittel können den Menstruationszyklus regulieren und den Androgenspiegel senken. Zur Bekämpfung der Insulinresistenz können insulinsensibilisierende Medikamente wie Metformin verschrieben werden.
3. **Fruchtbarkeitsbehandlungen:** Personen, die aufgrund von PCOS mit Unfruchtbarkeit konfrontiert sind, können von Medikamenten zur Auslösung des Eisprungs oder von assistierten Reproduktionstechnologien wie der In-vitro-Fertilisation (IVF) profitieren.
4. **Gewichtsmanagement:** Das Erreichen und Halten eines gesunden Gewichts ist für die Symptombehandlung von entscheidender Bedeutung, insbesondere bei Patienten mit Insulinresistenz.
5. **Stressreduzierung:** Stressbewältigung durch Techniken wie Achtsamkeit, Yoga und Meditation kann dabei helfen, den Hormonhaushalt zu regulieren und Symptome zu lindern.

Wie sich die Ernährung auf Insulinresistenz und PCOS-Symptome auswirkt

Eine falsche Ernährung trägt maßgeblich zu PCOS bei, wobei das Darmmikrobiom eine entscheidende Rolle bei der Manifestation von PCOS-Symptomen spielt. Bei der Entstehung von PCOS spielen zwei zentrale, mit Ernährungsgewohnheiten verbundene Mechanismen eine Rolle: Entzündungen und eine unzureichende Blutzuckerkontrolle. Diese Wege führen wiederum zu hormonellen Ungleichgewichten, die zu einer Vielzahl häufiger PCOS-Symptome führen.

Der Verzehr schlecht verträglicher Lebensmittel beeinträchtigt die Integrität der Darmschleimhaut und löst eine Entzündungsreaktion aus, die alle

PCOS-Symptome verschlimmert. Ein weiterer bemerkenswerter Faktor ist der schnelle Anstieg des Blutzuckerspiegels, der durch den Verzehr von stärke- und zuckerhaltigen Mahlzeiten verursacht wird. Diese leicht verdaulichen, kohlenhydratreichen Lebensmittel führen zu einer Erhöhung der Insulinsekretion und können möglicherweise die Entwicklung einer Insulinresistenz begünstigen, wenn die Ernährung den Insulinspiegel kontinuierlich erhöht.

Eine Insulinresistenz erschwert nicht nur die Bemühungen zur Gewichtsreduktion, sondern trägt auch zur Gewichtszunahme bei. Darüber hinaus erhöht es das Risiko für Bluthochdruck und Herz-Kreislauf-Erkrankungen. Darüber hinaus verschlimmert die Insulinresistenz andere PCOS-Symptome, darunter Probleme im Zusammenhang mit Fruchtbarkeit, Haut, Haaren und psychischer Gesundheit.

Welche Diät ist optimal bei PCOS?

Eine PCOS-freundliche Ernährung zielt darauf ab, Entzündungen zu reduzieren, die Darmgesundheit zu verbessern und den Insulinspiegel zu regulieren. Um dies zu erreichen, muss auf eine ausgewogene Zufuhr von Makronährstoffen durch vollwertige, nährstoffreiche Lebensmittel geachtet werden. Darüber hinaus ist es wichtig, stark verarbeitete Lebensmittel, Gluten, Milchprodukte, Zucker und Pflanzenöle zu meiden

Beste Lebensmittel für PCOS

Die besten Lebensmittel für PCOS erfüllen in der Regel mindestens eines von drei Kriterien: Regulierung des Blutzuckerspiegels, Förderung der Verdauungsgesundheit oder Reduzierung von Entzündungen.

Um den Blutzucker effektiv zu kontrollieren, ist es wichtig, Mahlzeiten zu sich zu nehmen, die eine ausgewogene Kombination aus Fetten, Proteinen und

Kohlenhydraten enthalten. Für viele Frauen mit PCOS führt eine kohlenhydratarme, fettreiche und proteinarme Ernährung zu den besten Ergebnissen. Ein besonders effektiver Ansatz besteht darin, bis zu 60 % der täglichen Kalorien aus vollwertigen Fettquellen zu beziehen, was zur Gewichtsabnahme und zur Umkehrung der Insulinresistenz beitragen kann. Eine ausreichende Proteinzufuhr unterstützt diese Effekte zusätzlich. Darüber hinaus ist es von Vorteil, ballaststoffreiche und kohlenhydratreiche Lebensmittel in Ihre Ernährung aufzunehmen, die 20–30 % Ihrer Kalorienaufnahme ausmachen. Die Entscheidung für Lebensmittel mit niedrigem glykämischen Index (GI), die oft reich an Ballaststoffen sind, kann helfen, einer Insulinresistenz vorzubeugen.

Lebensmittel, die reich an präbiotischen Ballaststoffen sind, und solche, die Probiotika enthalten, können die Darmgesundheit verbessern. Probiotika sind lebende Kulturen „guter" Darmbakterien, während präbiotische, ballaststoffreiche Lebensmittel Nahrung für das Gedeihen dieser Bakterien liefern.

Nicht stärkehaltiges Gemüse sollte den Großteil Ihres Tellers dominieren. Dieses Gemüse hilft, die Insulinresistenz zu reduzieren und die Darmgesundheit zu fördern. Darüber hinaus enthalten sie einzigartige Phytonährstoffe, Vitamine und Mineralien, die sie zu entzündungshemmenden Lebensmitteln machen.

Hier sind einige der Lebensmittel, die für Menschen mit PCOS am besten geeignet sind.
Gesunde fettreiche Lebensmittel
- Avocado
- Kokosprodukte
- Eier
- Nüsse und Samen
- Fetter Fisch (für Omega-3-Fettsäuren)
- Oliven und Olivenöl

Gesunde kohlenhydratreiche Lebensmittel
- Schwarzer, roter, wilder und brauner Reis
- Erbsen und Bohnen
- Wurzelgemüse
- Süßkartoffel
- Quinoa

Gesunde proteinreiche Lebensmittel
- Fleisch und Eier
- Fisch und Meeresfrüchte
- Probiotische Lebensmittel
- Kokosjoghurt
- Natto, Tempeh und Miso
- Kimchi, Sauerkraut und anderes eingelegtes Gemüse

Präbiotikareiches Gemüse
- Spargel
- Artischocken
- Rote Beete
- Kohl
- Fenchelknolle
- Knoblauch
- Zwiebel
- Lauch und Zuckerschoten

Nicht stärkehaltiges Gemüse
- Blattgemüse, wie Römersalat,
- Spinat und Mangold.
- Kreuzblütler wie Pak Choi,
- Brokkoli, Rosenkohl,
- Kohl, Blumenkohl und Grünkohl.
- Kürbisgemüse wie Gurke und Zucchini.
- Nachtschattengewächse wie Paprika, Tomaten und Auberginen.

Lebensmittel zu vermeiden

Bewältigung von PCOS durch Ernährungsgewohnheiten

Hier sind einige wichtige Ernährungsaspekte:

Begrenzung von Zucker und raffinierten Kohlenhydraten:

- Geben Sie Vollkornprodukten und natürlich süßen Früchten Vorrang vor verarbeiteten Kohlenhydraten und zuckerhaltigen Leckereien. Dies hilft, den Blutzuckerspiegel zu regulieren und Spitzen und Abstürze zu verhindern, die die PCOS-Symptome verschlimmern können.

Entzündungen reduzieren:

- Achten Sie auf Lebensmittel, die Entzündungen auslösen, wie z. B. frittierte Lebensmittel, rotes Fleisch, verarbeitetes Fleisch und übermäßig gesättigte Fette. Entscheiden Sie sich für entzündungshemmende Optionen wie mageres Eiweiß, gesunde Fette (z. B. Avocados, Nüsse) und buntes Obst und Gemüse.

Förderung der Darmgesundheit:

- Wählen Sie Lebensmittel, die Darmbakterien nähren, wie fermentierte Lebensmittel (Joghurt, Kimchi), Vollkornprodukte sowie präbiotikareiches Obst und Gemüse. Hören Sie auf Ihren Körper und vermeiden Sie alles, was Verdauungsbeschwerden wie Blähungen, Verstopfung oder Durchfall verursacht.

Individueller Ansatz:

- Denken Sie daran, dass jeder anders auf Lebensmittel reagiert. Während einige, wie Sie, Vorteile einer glutenfreien Ernährung sehen, ist dies für andere möglicherweise nicht der Fall. Experimentieren Sie sorgfältig und beobachten Sie, wie Ihr Körper auf verschiedene Ernährungsumstellungen reagiert.

Der Zusammenhang zwischen Milchprodukten und PCOS ist kompliziert und geht über die reine Laktoseintoleranz hinaus. Viele Frauen mit PCOS reagieren, oft unwissentlich, empfindlich auf Milchproteine. Diese versteckte Milchempfindlichkeit kann, ähnlich wie die Glutenempfindlichkeit, die

Darmschleimhaut schädigen. Dieser Schaden kann zu Entzündungen führen und möglicherweise die PCOS-Symptome verschlimmern.

Darüber hinaus verdienen verarbeitete Lebensmittel eine genauere Betrachtung. Diese Produkte enthalten häufig entzündungsfördernde Zusatzstoffe und irreführende „pflanzliche" Öle. Diese verschleierten ungesunden Optionen können die Herausforderungen von PCOS weiter erschweren.

Die unten genannten Lebensmittel sollten vermieden oder in Maßen verzehrt werden.

Lebensmittel, die sich negativ auf die Blutzuckerregulierung auswirken

- Raffinierte Kohlenhydrate oder alles mit viel Zucker
- Limonade und Energy-Drinks
- Getreide
- Kekse, Kuchen, Eis
- Weißbrot, Schwarzbrot und Bagels
- Pfannkuchen und Waffeln
- Nudeln, weißer Reis, weiße Kartoffeln
- Chips und Brezeln

Lebensmittel, die Entzündungen auslösen

- Jedes Lebensmittel, das sich negativ auf die Blutzuckerregulierung auswirkt.
- Gluten, aus Weizen, Dinkel, Roggen,
- Gerste,
- Milchprodukte, einschließlich Käse, Joghurt und Proteinpulver.
- Industrielle Samenöle aus Sojabohnen, Sonnenblumen,
- Raps, Baumwollsamen usw.
- Verarbeitetes Fleisch wie Hot Dogs, Speck, Würstchen und Mittagsfleisch

Übung: Ein leistungsstarkes Tool im PCOS-Management

Während Bewegung allen zugute kommt, spielt sie bei der Bewältigung von PCOS eine besonders wichtige Rolle. Dies ist auf den Zusammenhang der Erkrankung mit einer Insulinresistenz zurückzuführen, die das Risiko für Fettleibigkeit und Diabetes erhöht.

So profitiert Menschen mit PCOS von Bewegung:

- **Bekämpfung der Insulinresistenz:** Regelmäßige körperliche Aktivität verbessert die Insulinsensitivität und hilft Ihrem Körper, den Blutzucker effektiver zu verarbeiten. Dies kann für die Gewichtskontrolle und die Reduzierung des Diabetesrisikos von entscheidender Bedeutung sein, beides Bedenken für Personen mit PCOS.

- **Gewichtsmanagement:** Bewegung, kombiniert mit einer gesunden Ernährung, kann die Gewichtsabnahme und -erhaltung wirksam unterstützen. Schon eine geringe Gewichtsabnahme kann die PCOS-Symptome deutlich verbessern.

- **Hormonhaushalt:** Sport trägt zum hormonellen Gleichgewicht bei, indem er den Testosteronspiegel senkt, was Symptome wie Akne und übermäßigen Haarwuchs lindern kann.

- **Gesamtwohlbefinden:** Regelmäßige körperliche Aktivität fördert das allgemeine Wohlbefinden, indem sie Stress reduziert, die Stimmung verbessert und das Energieniveau steigert.

- **Hormonelle Harmonie:** Sport fungiert als Dirigent für Ihr Hormonorchester, erhöht die stimmungsaufhellende Endorphinausschüttung und senkt gleichzeitig stressauslösende Östrogen- und Insulinspiegel. Dies trägt dazu bei, den Hormonhaushalt auszugleichen und möglicherweise Symptome wie Akne und übermäßigen Haarwuchs zu reduzieren.

- **Stimmungsmagie:** Das hormonelle Ungleichgewicht bei PCOS kann zu Depressionsgefühlen führen. Die guten Nachrichten? Bewegung ist ein natürliches Antidepressivum! Es setzt Endorphine frei, diese „Glückshormone", die dafür sorgen, dass Sie sich positiver und energiegeladener fühlen.

- **Entzündungen zähmen:** Chronische Entzündungen gehen oft mit PCOS einher. Studien deuten darauf hin, dass Bewegung „unbewusste Körperprozesse" (autonome Funktionen) regulieren und Entzündungsmuster verbessern kann, was möglicherweise zu einer Linderung der PCOS-Symptome führen kann.

- **Abnehm-Krieger:** Es kann frustrierend sein, mit PCOS Gewicht zu verlieren. Aber die gute Nachricht ist: Bewegung kann immer noch Ihr Verbündeter sein! Finden Sie Aktivitäten, die Ihnen Spaß machen, wie Tanzen oder Schwimmen, und kombinieren Sie diese mit einer gesunden Ernährung, um Ihre Gewichtsziele zu erreichen.

- **Schlafretter:** Unruhige Nächte können aufgrund von Schlafapnoe und anderen Problemen ein häufiges Problem bei PCOS sein. Aber Bewegung kann Ihre Geheimwaffe sein! Regelmäßige körperliche Aktivität fördert einen tieferen, erholsameren Schlaf und sorgt dafür, dass Sie sich energiegeladen und erfrischt fühlen.

- **Diabetes-Abwehr:** Aerobic-Übungen wie zügiges Gehen oder Radfahren können die Reaktion Ihres Körpers auf Insulin verbessern, was die Kontrolle des Blutzuckerspiegels erleichtert und Ihr Risiko, an Diabetes zu erkranken, verringert.

- **Cholesterin-Champion:** Ein hoher Cholesterinspiegel ist ein weiteres potenzielles Problem bei PCOS. Aber keine Sorge! Die Kombination regelmäßiger Bewegung mit einer ausgewogenen Ernährung kann dazu beitragen, Ihren Cholesterinspiegel zu senken und so die Gesundheit Ihres Herzens zu fördern.

- **Cardio-Eroberer:** Auch Ihr Herz verdient einen Champion! PCOS erhöht das Risiko für Bluthochdruck und Herz-Kreislauf-Erkrankungen. Aber keine Angst, Bewegung hilft! Regelmäßige körperliche Aktivität stärkt Ihr Herz und verbessert die Durchblutung, wodurch das Risiko für diese Erkrankungen gesenkt wird.

Welche Sportart eignet sich am besten bei PCOS?

Herz-Kreislauf-Training im Steady State

Zu den Vorteilen gehören eine verringerte Insulinresistenz, eine verbesserte Stimmung und Gewichtsverlust.

Ein stationäres Herz-Kreislauf-Training ist eine Trainingseinheit, bei der die Intensität der Aktivität konstant bleibt. Dazu kann Radfahren, Wandern, Laufen, Schwimmen usw. gehören. Schon dreißig Minuten täglich wären von Vorteil. Herz-Kreislauf-Training ist wichtig, da es das Risiko einer Insulinresistenz und Gewichtszunahme bei PCOS-Patienten verringern kann. Herz-Kreislauf-Training steigert die Insulinsensitivität und wirkt den Folgen der arteriellen Cholesterinansammlung entgegen, die zu Bluthochdruck, Herzerkrankungen und Typ-2-Diabetes führen kann. Darüber hinaus verbessert es Ihre Stimmung und hilft beim Abnehmen.

HIIT-Workouts.

Es hat sich gezeigt, dass HIIT-Training Fett verbrennt und die Herz-Kreislauf-Gesundheit verbessert.

HIIT (hochintensives Intervalltraining) besteht aus kurzen, sehr intensiven Herzübungen, gefolgt von einer gleichen oder längeren Erholungszeit. Laufen Sie zum Beispiel eine Minute und joggen oder spazieren Sie dann ein paar Minuten. Dies wäre eine 10-minütige HIIT-Sitzung.

Frauen mit PCOS können enorm von kurzen Aerobic-Ausbrüchen im HIIT profitieren. Der Hauptvorteil von HIIT besteht darin, dass Sie Ihre Herz-Kreislauf-Fitness schneller verbessern können, indem Sie härter statt länger trainieren.

Laut einer Studie fördert HIIT den Fettabbau und verbessert die Insulinresistenz. Da HIIT ein Sauerstoffdefizit in Ihren Muskeln verursacht, zwingt es Ihren Körper zu einer Nachverbrennung, die auch als übermäßiger Sauerstoffverbrauch nach dem Training (EPOC) bezeichnet wird. Auch nach dem Training verbrennt Ihr Körper weiterhin Fett.

Eine andere Studie, die sich speziell auf PCOS-betroffene Frauen konzentrierte, ergab, dass 10 Wochen HIIT die Insulinresistenz verringerten (jedoch keine

Gewichtsreduktion). Untersuchungen zeigen außerdem, dass HIIT überschüssiges Testosteron reduziert und gleichzeitig die Insulinresistenz verbessert, was die Schwere der PCOS-Symptome verringern kann.

Krafttraining

Krafttraining hat viele Vorteile, darunter einen gesteigerten Stoffwechsel, eine verringerte Insulinresistenz, Muskelwachstum und Körperfettabbau.

Krafttraining unterstützt Sie beim Muskelaufbau durch den Einsatz Ihres eigenen Körpergewichts, Widerstandsbändern oder Gewichten. Laut einer Studie zu den verschiedenen Fitnessplänen für PCOS erwies sich Krafttraining als wirksamer als andere Trainingsarten bei der Senkung des Free Androgen Index (Testosteronspiegels) bei Frauen mit dieser Erkrankung. Je öfter Sie Krafttraining gemacht haben, desto besser; Sowohl „kräftige" als auch „mäßige" Intensitäten hatten Vorteile.

Einfache Übungen wie Liegestütze und Trizeps-Dips verbessern die Insulinfunktion, entwickeln die Kraft des Oberkörpers und verbrennen Kalorien, lange nachdem Sie die Aktivität beendet haben.

Geist-Körper-Übungen bieten Vorteile wie Kalorienverbrennung, Entspannung und Stimmungsaufhellung.

Frauen mit PCOS leiden aufgrund ihrer Symptome oft unter Melancholie, Stress und Sorgen. Eine Studie ergab außerdem, dass übergewichtige PCOS-Personen häufiger an Depressionen erkrankten. Andere PCOS-Symptome können sich unter Stress verschlimmern. Zusammen mit einer ausgewogenen Ernährung und regelmäßiger Herzaktivität können Geist-Körper-Übungen wie Yoga, Tai Chi und Pilates dabei helfen, Stress abzubauen und Kalorien zu verbrennen, was die Gewichtsabnahme unterstützen kann.

Welche Aktivitäten sind für PCOS am schlimmsten?

Frühen Forschungsergebnissen zufolge gibt es nicht die eine „schlechteste" Art von Bewegung, obwohl Studien gezeigt haben, dass übermäßige Bewegung und Training zu unregelmäßigen Perioden führen können, da sie den Cortisolspiegel erhöhen, der Ihre Hormone beeinträchtigen kann. Planen Sie stattdessen ein realistisches Fitnessprogramm, das Entspannungstage, Körper-Geist-Übungen sowie unterhaltsame Aktivitäten und Workshops umfasst. Wie immer muss dies in Verbindung mit einer Ernährung erfolgen, die reich an natürlichen Lebensmitteln, wenig zugesetztem Zucker, gesunden Fetten und Kohlenhydraten mit niedrigem glykämischen Index ist.

Wie oft sollte eine Person mit PCOS Sport treiben?

Dreimal pro Woche für jeweils 30 Minuten Sport zu treiben, also insgesamt drei Stunden pro Woche, kann dazu beitragen, die Stoffwechsel- und Fortpflanzungssymptome von PCOS zu lindern. Darüber hinaus ist es ziemlich anpassungsfähig; Selbst ein kurzer Spaziergang ist dem Nichtstun vorzuziehen.

Top PCOS-Übungen

Konstanz bewahren.

Das Training zu einer täglichen Gewohnheit zu machen ist der einfachste Weg, um Kontinuität zu gewährleisten. Es kann schwierig sein, die Motivation, alleine Sport zu treiben, aufrechtzuerhalten. Erwägen Sie, mit einem Partner zu trainieren, um motiviert zu bleiben. Vielleicht könnten Sie beide gemeinsam an einigen Fitnesskursen teilnehmen. Stellen Sie einfach sicher, dass Sie beide trainieren möchten und dies auch tun, denn es hilft, wenn es Spaß macht. Allein das Treffen mit dem Freund hilft dabei, eine Gewohnheit aufzubauen und Ausreden zu beseitigen.

Stellen Sie Ausdauer an die erste Stelle.

Wenn Sie PCOS haben, sollten Sie hochintensive Kraftübungen vermeiden, da diese den Testosteronspiegel erhöhen können. Um Ihr Widerstandstraining auf die Ausdauer zu konzentrieren, verwenden Sie leichtere Gewichte, Ausdauerbänder oder Ihr eigenes Körpergewicht für mehr Wiederholungen.

HIIT sollte Vorrang vor Cardio haben.

PCOS-Frauen profitieren von Bewegung, unabhängig von der Intensität. Allerdings scheint HIIT eine effektivere Trainingsart für PCOS zu sein. Kombinieren Sie sie und probieren Sie HIIT auf einem Laufband aus (30 Sekunden Laufen und 30 Sekunden Gehen).

Beginnen Sie langsam

Sie müssen nicht sportlich sein, wenn Sie das nicht glauben. Schließlich müssen Sie sich mehr bewegen, also beginnen Sie mit dem Gehen statt mit dem Auto und gehen Sie schließlich zu einer moderaten Aktivität wie Schwimmen über. Wenn Sie sich im Schwimmbad oder Fitnessstudio unwohl fühlen, machen Sie einen Spaziergang im Freien oder kaufen Sie Heimfitnessgeräte.

Schaffen Sie eine ausgewogene Routine

Erstellen Sie ein ausgewogenes Trainingsprogramm mit Tagen höherer Intensität, Tagen niedrigerer Intensität und Tagen der Freizeit, da, wie bereits erwähnt, zu viel Aktivität zu Störungen im Menstruationszyklus führen kann. Anstatt Sport zu meiden, wenn Sie an PCOS-Müdigkeit leiden, kann eine bescheidene Aktivität häufig dazu beitragen, dass Sie sich energiegeladener fühlen.

Sport kann für Frauen mit PCOS von entscheidender Bedeutung sein. Versuchen Sie, eine Reihe der besten PCOS-Übungen zu integrieren. Zu wissen, wie und warum Sie von einer bestimmten Aktivität profitieren, ist eine hervorragende Motivation, wenn Sie mit der Ausführung beginnen!

Essenszubereitung für PCOS

Meal Prepping, also die geplante Zubereitung und Organisation von Mahlzeiten im Voraus, kann ein wirksames Hilfsmittel sein, um Sie bei der Bewältigung von PCOS zu unterstützen.

Vorteile der Meal Prep bei PCOS

1. **Kontrollierte Teile:** Die Zubereitung von Mahlzeiten trägt durch ausgewogene Portionsgrößen zur Aufrechterhaltung eines stabilen Blutzuckerspiegels bei.

2. **Ausgewogene Nährstoffe:** Die Zubereitung von Mahlzeiten erleichtert die Zubereitung ausgewogener Mahlzeiten.

3. **Zeitersparnis:** PCOS-Symptome können anstrengend sein und Bequemlichkeit führt häufig zu schlechten Essgewohnheiten. Die Essensplanung spart in Stoßzeiten Zeit und stellt sicher, dass Sie nahrhafte Mahlzeiten zur Hand haben, wenn Sie sie brauchen.

4. **Achtsamer Konsum:** Achtsames Essen hilft Ihnen, Ihre PCOS-Ziele zu erreichen und verbessert Ihre allgemeine Gesundheit.

Effektive Strategien zur Essenszubereitung

1. **Planen Sie Ihr Menü:** Erstellen Sie einen wöchentlichen Essensplan.

2. **Batch-Kochen:** Bereiten Sie Proteine, Getreide und geröstetes Gemüse in großen Mengen zu. Bewahren Sie sie getrennt auf, um das Mischen und Kombinieren zu erleichtern.

3. Nehmen Sie sich einen Tag Zeit, um Ihre Mahlzeiten zuzubereiten. Waschen, schneiden und teilen Sie Ihr Gemüse, Obst und Ihre Snacks für die kommende Woche auf.

4. Verwenden Sie Tools zur Portionskontrolle: Kaufen Sie Lebensmittelbehälter oder Bento-Boxen, um Mahlzeiten vorzuportionieren. Diese Strategie reduziert übermäßiges Essen und fördert eine gesunde Kalorienaufnahme.

5. Kreieren Sie vielseitige Zutaten: Bereiten Sie eine große Menge Quinoa oder verschiedene geröstete Gemüse zu. Sie können auf verschiedene Arten gemischt werden, um einzigartige Mahlzeiten zuzubereiten.

6. Fertiges Frühstück: Bereiten Sie Overnight-Oats, Joghurtparfaits oder Smoothie-Komponenten im Voraus zu, um einen stressfreien Morgen zu gewährleisten.

8. Etikett und Datum: Beschriften und datieren Sie stets Ihre zubereiteten Speisen, um die Frische zu gewährleisten und Missverständnisse zu vermeiden.

9. Gefriergeeignete Mahlzeiten: Bereiten Sie Suppen, Eintöpfe und Aufläufe für arbeitsreiche Tage zu und bewahren Sie sie auf.

Flüssigkeitszufuhr - Füllen Sie wiederverwendbare Wasserflaschen im Voraus, damit Sie den ganzen Tag über hydriert bleiben.

Achten Sie auf Ihren Körper: Bedenken Sie, dass die Ernährungsbedürfnisse jedes Menschen unterschiedlich sind. Sie sollten darauf achten, wie Ihr Körper auf verschiedene Lebensmittel reagiert, und die Zubereitung Ihrer Mahlzeiten entsprechend anpassen.

PCOS-Portionskontrollmanagement

Bei der Portionskontrolle geht es darum, die richtige Menge an Nahrung zu sich zu nehmen, um den Energiebedarf Ihres Körpers zu decken, ohne zu viel zu essen. Durch die Kontrolle der Portionsgrößen können Sie eine übermäßige Aufnahme von Kalorien und Kohlenhydraten vermeiden, was besonders für Menschen mit PCOS wichtig ist.

Verwenden Sie Messwerkzeuge: Kaufen Sie Messbecher und eine Küchenwaage, um Mengen richtig abzumessen, bis Sie eine klare Vorstellung von den Portionsverhältnissen haben.

Plattenmethode: Teilen Sie Ihren Teller in Teile.

Steigern Sie das Hungerbewusstsein.

Frauen mit PCOS haben aus mehreren Gründen Schwierigkeiten, zu erkennen, wann sie hungrig sind, darunter die höhere Wahrscheinlichkeit von Essstörungen bei dieser Erkrankung, hormonelle Ungleichgewichte, die den natürlichen „Ausschalter" Ihres Körpers beeinträchtigen können, und durch Insulinresistenz hervorgerufenes Verlangen. Glücklicherweise gibt es einige einfache Schritte, die Sie unternehmen können, um übermäßiges Essen zu verhindern und Ihren Appetit wieder unter Kontrolle zu bringen.

- Essen Sie niemals, während Sie Auto fahren, fernsehen, einen Computer benutzen oder telefonieren. Ich glaube, dass der häufigste Grund für übermäßiges Essen darin besteht, dass die meisten Frauen beim Essen so konzentriert sind, dass sie ihr Übermaß nicht bemerken.

- Nehmen Sie die Mahlzeiten langsam zu sich. Ihr Magen braucht 20 Minuten, um Ihrem Gehirn mitzuteilen, dass Sie satt sind. Durch langsames Essen erhält Ihr Gehirn dieses Signal, bevor es mehr Kalorien als nötig zu sich nimmt. Nehmen Sie jede Mahlzeit mindestens 15 bis 20 Minuten lang ein.

- Anstatt aus einer Tüte oder Schachtel zu essen, verwenden Sie einen Teller oder eine Schüssel. Stellen Sie sicher, dass Sie sehen können, was Sie essen. Wenn Sie Lebensmittel essen, die Sie nicht sehen können, kann Ihr Gehirn nur schwer berechnen, wie viel Sie essen.
- Auch wenn Sie Ihre Portionen genau berechnet haben, sollten Sie beim Abnehmen mit dem Essen aufhören, bevor Sie sich satt fühlen. Sie könnten Gewicht verlieren, indem Sie vom Tisch aufstehen, wenn Sie zu 80 % satt sind. Wenn Ihr Teller fast gefüllt ist, bewahren Sie den Rest als Reste auf.

Eine ausreichende Flüssigkeitszufuhr fördert die allgemeine Gesundheit und hilft bei der Portionskontrolle. Häufig verwechselt unser Körper Durst mit Hunger. Um Ihren Appetit zu regulieren, trinken Sie über den Tag verteilt Wasser und erwägen Sie die Einnahme eines Glases vor den Mahlzeiten.

Portionsmanagement ist mehr als nur eine Einschränkung; Es ist ein großartiges Werkzeug zur Verbesserung Ihrer Gesundheit und Ihres Wohlbefindens. Portionsmanagementmaßnahmen können Ihnen helfen, Ihr Gewicht zu kontrollieren, den Insulinspiegel zu regulieren und Ihre allgemeine Lebensqualität zu verbessern. Denken Sie daran, dass sich mit der Zeit kleine Anpassungen anhäufen und dass die Bewältigung des Portionsmanagements ein proaktiver Schritt in Richtung einer gesunden Zukunft mit PCOS ist.

Grundlegende Küchengeräte

1. Schneidebrett und Messerset: Zum Schneiden von Gemüse, Obst und anderen Materialien sind ein hochwertiges Schneidebrett und ein Satz scharfer Messer erforderlich.

2. Kochgeschirr-Set: Kaufen Sie eine Auswahl an Töpfen und Pfannen in verschiedenen Größen. Eine beschichtete Pfanne, ein Topf und ein größerer Topf zum Kochen von Nudeln oder Suppen können sehr praktisch sein.

3. Backblech: Ein Backblech ist ideal zum Braten von Gemüse und zum Zubereiten nahrhafter Backwaren.

4. Mixer oder Küchenmaschine: Mit einem hochwertigen Mixer oder einer Küchenmaschine lassen sich Smoothies, Saucen und Suppen aus frischen Zutaten zubereiten.

5. Dampfkorb: Das Dämpfen von Gemüse behält die Nährstoffe und ist eine gesunde Kochoption. Um Gemüse zu dämpfen, stellen Sie einen Dampfgareinsatz in einen Topf.

6. Slow Cooker oder Crockpot: Ein Slow Cooker ist ideal, um mit wenig Aufwand Eintöpfe, Suppen und Eintopfgerichte zuzubereiten.

7. Messbecher und Löffel: Für ein ausgewogenes Kochen sind genaue Messungen unerlässlich. Halten Sie einen Vorrat an Messbechern und Löffeln bereit.

8. Reibe: Um Gemüse wie Karotten oder Zucchini vor der Verwendung in Rezepten zu zerkleinern, ist eine Reibe unerlässlich.

9. Salatschleuder: Verwenden Sie eine Salatschleuder, um Blattgemüse schnell zu waschen und zu trocknen.

10. Antihaft-Kochspray oder Ölvernebler: Diese Gadgets reduzieren den Ölverbrauch beim Kochen.

11. Küchenwaage: Eine Küchenwaage kann Ihnen bei der Portionsverwaltung helfen, insbesondere wenn Sie versuchen, Ihren Kalorienverbrauch zu reduzieren.

12. Ofenthermometer: Ein Ofenthermometer hält Ihren Ofen auf der richtigen Temperatur zum Backen und Braten.

13. Sieb oder Sieb: Diese eignen sich hervorragend zum Abtropfen von Nudeln, Quinoa und anderen gekochten Getreidesorten.

14. Kräuter- und Gewürzregal: Halten Sie eine Vielzahl an Kräutern und Gewürzen bereit, um Ihren Speisen Geschmack zu verleihen, ohne zu viel Salz oder ungesunde Soßen zu verwenden.

15. Antihaftbeschichtete Kochpfannen: Diese Pfannen verbrauchen weniger Öl und sind ideal für die Zubereitung von Speisen mit minimalem Anhaften.

16. Einmachgläser oder Behälter: Diese eignen sich ideal zum Konservieren von Fertiggerichten, Essensresten und selbstgemachten Dressings.

17. Zitruspresse: Mit einer Zitruspresse können Sie mühelos Saft aus Zitronen, Limetten und Orangen extrahieren, um Speisen zu würzen oder Dressings herzustellen.

18. Schneebesen und Rührschüsseln: Um Saucen, Dressings und Marinaden zuzubereiten, benötigen Sie Rührschüsseln und einen Schneebesen.

19. Zangen und Spatel: Eine Zange eignet sich zum Wenden und Bearbeiten von Lebensmitteln, während sich Spatel ideal zum Auskratzen von Schüsseln und Pfannen eignen.

20. Zester: Ein Zestenzer eignet sich hervorragend, um Speisen mit Zitrusschale zu versehen und ihnen einen zusätzlichen Geschmacksschub zu verleihen.

28-Tage-Speiseplan

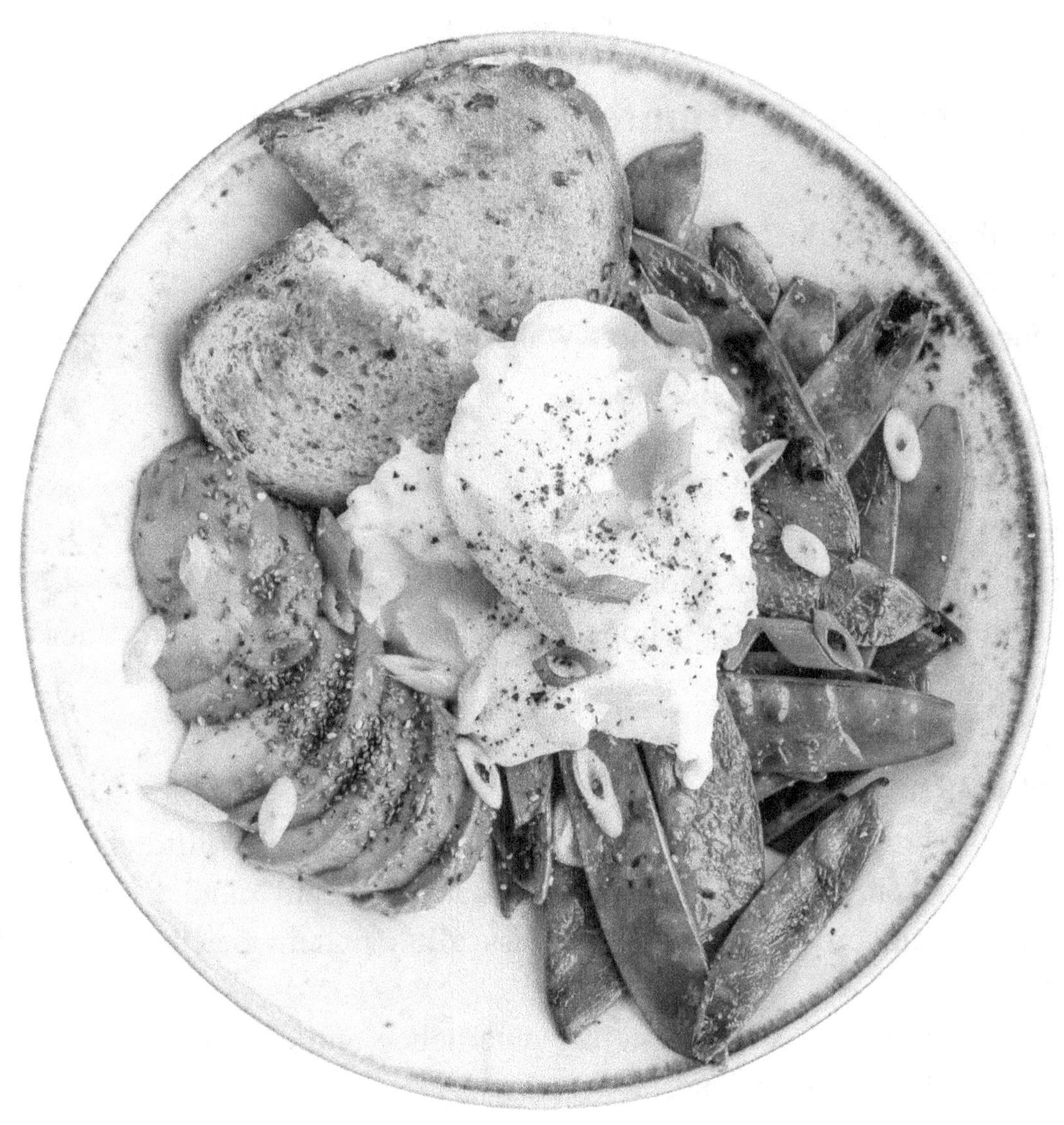

Overnight Oats mit gemischten Beeren

Zubereitungszeit: 5 Minuten, Portionen: 1

Zutaten:

- 1/2 Tasse Haferflocken
- 1/2 Tasse ungesüßte Mandelmilch
  (oder eine beliebige Milch Ihrer Wahl)
- 1/4 Tasse griechischer Joghurt
- 1 Esslöffel Chiasamen
- 1/2 Tasse gemischte Beeren
  (wie Erdbeeren, Blaubeeren und Himbeeren)
- **Optional:** Honig oder Ahornsirup für die Süße
- **Optionale Toppings:** gehobelte Mandeln, Kokosraspeln oder weitere Beeren

Anweisungen:

1. Kombinieren Sie in einem Einmachglas oder einem luftdichten Behälter Haferflocken, Mandelmilch, griechischen Joghurt und Chiasamen. Gut vermischen, um sicherzustellen, dass alle Zutaten gleichmäßig vermischt sind.
2. Die gemischten Beeren vorsichtig unterheben und darauf achten, dass sie in der Mischung verteilt sind.
3. Für noch mehr Süße nach Belieben Honig oder Ahornsirup darüber träufeln und umrühren.
4. Verschließen Sie das Glas oder den Behälter und stellen Sie es über Nacht oder für mindestens 4 Stunden in den Kühlschrank, damit die Haferflocken weich werden und sich die Aromen vereinen können.

5. Morgens die Haferflocken kurz umrühren und bei Bedarf mit gehobelten Mandeln, Kokosraspeln oder weiteren Beeren belegen, um den Geschmack und die Konsistenz zu verbessern.

6. Genießen Sie Ihre köstlichen und nahrhaften Overnight Oats mit gemischten Beeren!

Nährwertangaben (pro Portion):

Kalorien: ca. 300 kcal, Protein: 12 g, Fett: 9 g, Kohlenhydrate: 45 g, Ballaststoffe: 9 g, Zucker: 8 g

Rührei mit Spinat

Vorbereitungszeit: 5 Minuten.   **Kochzeit: 5 Minuten.**

Portionen: 1

Zutaten:

- 2 große Eier
- 1 Tasse frische Spinatblätter
- 1 Esslöffel Olivenöl oder Butter
- Salz und Pfeffer nach Geschmack
- Optionale Beläge: geriebener Käse, Tomatenscheiben, Avocadoscheiben

Anweisungen:

1. Die Eier in einer Rührschüssel aufschlagen und gut verrühren. Mit Salz und Pfeffer abschmecken.

2. Butter oder Olivenöl in einer beschichteten Pfanne bei mittlerer Hitze schmelzen.

3. Geben Sie die frischen Spinatblätter in die Pfanne und braten Sie sie 1–2 Minuten lang an, bis sie zusammengefallen sind.

4. Die geschlagenen Eier über den Spinat in die Pfanne geben. Lassen Sie die Eier einige Sekunden kochen, bis die Ränder fest werden.

5. Schieben Sie die gekochten Ränder der Eier mit einem Spatel vorsichtig in Richtung der Mitte der Pfanne, sodass die ungekochten Eier an die Ränder

fließen können. Bis die Eier größtenteils fest sind, führen Sie diesen Vorgang fort, aber immer noch leicht flüssig.

6. Nehmen Sie die Pfanne vom Herd und rühren Sie die Eier vorsichtig weiter, bis sie vollständig gekocht und nicht mehr flüssig sind.

7. Das Rührei mit Spinat auf einen Servierteller geben. Bei Bedarf mit geriebenem Käse, Tomatenscheiben oder Avocadoscheiben belegen, um zusätzlichen Geschmack und Nährwert zu erzielen.

8. Sofort servieren und Ihr köstliches und nahrhaftes Rührei mit Spinat genießen!

Nährwertangaben (pro Portion):

Kalorien: ca. 220 kcal, Protein: 12 g, Fett: 17 g, Kohlenhydrate: 2 g, Ballaststoffe: 1 g, Zucker: 0 g

Griechischer Joghurt perfekt

Vorbereitungszeit: 5 Minuten.   **Portionen: 1**

Zutaten:

- 1/2 Tasse griechischer Naturjoghurt
- 1/4 Tasse Müsli
- 1/2 Tasse gemischte Beeren
  (wie Erdbeeren, Blaubeeren und Himbeeren)
- Optional: Honig oder Ahornsirup zum Süßen
- Optionale Beläge: gehobelte Mandeln, Kokosraspeln oder
  zusätzliche Beeren

Anweisungen:

1. In ein Servierglas oder eine Schüssel griechischen Naturjoghurt, Müsli und gemischte Beeren schichten.

2. Wiederholen Sie die Schichten, bis Sie den oberen Rand des Glases oder der Schüssel erreichen, und schließen Sie mit einer Schicht gemischter Beeren darauf ab.

3. Für noch mehr Süße nach Belieben Honig oder Ahornsirup darüber träufeln.

4. Für zusätzlichen Geschmack und Textur mit optionalen Toppings wie gehobelten Mandeln, Kokosraspeln oder weiteren Beeren garnieren.

5. Sofort servieren und genießen

Nährwertangaben (pro Portion):

Kalorien: ca. 250 kcal, Protein: 18 g, Fett: 7 g, Kohlenhydrate: 30 g, Ballaststoffe: 6 g, Zucker: 14 g

Quinoa-Frühstücksschüssel

Vorbereitungszeit: 5 Minuten,   Kochzeit: 15 Minuten.

Portionen: 1

Zutaten:

- 1/2 Tasse Quinoa
- 1 Tasse Wasser oder Milch (z. B. Mandelmilch)
- 1/2 Teelöffel Zimt
- 1/2 Tasse geschnittenes Obst
  (wie Bananen, Erdbeeren oder Blaubeeren)
- 1 Esslöffel Nüsse oder Samen
  (wie Mandeln, Walnüsse oder Chiasamen)
- Optional: Honig oder Ahornsirup zum Süßen

Anweisungen:

1. Spülen Sie den Quinoa in einem feinmaschigen Sieb gut unter kaltem Wasser ab.

2. In einem kleinen Topf das abgespülte Quinoa und Wasser oder Milch vermischen. Bei mittlerer Hitze zum Kochen bringen.

3. Decken Sie den Topf ab und reduzieren Sie die Hitze nach dem Kochen auf eine niedrige Stufe. Etwa 15 Minuten lang köcheln lassen, bis die Quinoa weich ist und die Flüssigkeit aufgesogen ist.

4. Den Topf vom Herd nehmen und 5 Minuten ruhen lassen, dann abdecken.

5. Den Quinoa mit einer Gabel auflockern, dann den Zimt dazugeben und vermischen.

6. Geben Sie die gekochte Quinoa in eine Servierschüssel.

7. Belegen Sie die Quinoa mit geschnittenen Früchten und Nüssen oder Samen Ihrer Wahl.

8. Für noch mehr Süße nach Belieben Honig oder Ahornsirup darüber träufeln.

9. Sofort servieren und genießen

Nährwertangaben (pro Portion):

Kalorien: ca. 300 kcal, Protein: 10 g, Fett: 6 g, Kohlenhydrate: 55 g, Ballaststoffe: 6 g, Zucker: 10 g

Gemüseomelett

Vorbereitungszeit: 10 Minuten.   **Kochzeit: 5 Minuten.**

Portionen: 1

Zutaten:

- 2 große Eier
- 1/4 Tasse gewürfeltes Gemüse
  (wie Paprika, Zwiebeln, Tomaten, Spinat)
- 1 Esslöffel Olivenöl oder Butter
- Salz und Pfeffer nach Geschmack
- Optional: geriebener Käse, Schinkenwürfel oder gekochter Speck

Anweisungen:

1. Die Eier in einer Rührschüssel aufschlagen und gut verrühren. Mit Salz und Pfeffer abschmecken.
2. In einer beschichteten Pfanne das Olivenöl oder die Butter bei mittlerer Hitze erhitzen.
3. Das gewürfelte Gemüse in die Pfanne geben und 2-3 Minuten anbraten, bis es weich ist.
4. Die geschlagenen Eier über das sautierte Gemüse gießen. Lassen Sie die Eier einige Sekunden lang ungestört kochen, bis die Ränder fest werden.
5. Heben Sie die Ränder des Omeletts vorsichtig mit einem Spatel an und kippen Sie die Pfanne, damit die ungekochten Eier an die Ränder fließen können. Setzen Sie diesen Vorgang fort, bis die Eier größtenteils fest sind, aber oben noch leicht flüssig sind.
6. Streuen Sie nach Belieben geriebenen Käse über eine Hälfte des Omeletts und anschließend gewürfelten Schinken oder gekochten Speck.
7. Falten Sie die andere Hälfte des Omeletts mit dem Spatel über die Füllung, sodass eine Halbmondform entsteht. Zum Verschließen vorsichtig andrücken.
8. Weitere 1-2 Minuten kochen, bis der Käse geschmolzen und das Omelett durchgegart ist.
9. Schieben Sie das Omelett auf einen Servierteller und garnieren Sie es nach Belieben mit frischen Kräutern.

Nährwertangaben (pro Portion):

Kalorien: ca. 250 kcal, Protein: 14 g, Fett: 18 g, Kohlenhydrate: 5 g, Ballaststoffe: 2 g, Zucker: 3 g

Smoothie-Bowl

Vorbereitungszeit: 5 Minuten.   **Portionen: 1**

Zutaten:

- 1 gefrorene Banane
- 1/2 Tasse gefrorene gemischte Beeren
  (wie Erdbeeren, Blaubeeren und Himbeeren)
- 1/2 Tasse Spinat oder Grünkohlblätter
- 1/2 Tasse griechischer Joghurt
- 1/4 Tasse Mandelmilch oder (jede Milch Ihrer Wahl)
- Optionale Toppings: geschnittene Früchte, Müsli, Nüsse oder
  Samen, Kokosraspeln, Honig oder Ahornsirup

Anweisungen:

1. In einem Mixer die gefrorene Banane, die gefrorenen gemischten Beeren, Spinat- oder Grünkohlblätter, griechischen Joghurt und Mandelmilch vermischen.
2. Auf höchster Stufe mixen, bis eine glatte und cremige Konsistenz entsteht. Bei Bedarf mehr Mandelmilch hinzufügen, um die gewünschte Konsistenz zu erhalten.
3. Den Smoothie in eine Schüssel geben.
4. Ordnen Sie die Toppings Ihrer Wahl auf der Smoothie-Oberfläche an. Für zusätzliche Süße können Sie geschnittenes Obst, Müsli, Nüsse oder Samen, Kokosraspeln oder einen Spritzer Honig oder Ahornsirup verwenden.
5. Sofort servieren und genießen!

Nährwertangaben (pro Portion, ohne Belag):
Kalorien: ca. 250 kcal, Protein: 15 g, Fett: 5 g, Kohlenhydrate: 40 g, Ballaststoffe: 8 g, Zucker: 20 g

Avocado-Toast mit pochierten Eiern

Vorbereitungszeit: 5 Minuten.   **Kochzeit: 5 Minuten.**

Portionen: 1

Zutaten:

- 1 reife Avocado
- 2 Scheiben Vollkornbrot
- 2 große Eier
- Optionale Toppings: rote Paprikaflocken, Tomatenscheiben, Microgreens
- 1 Esslöffel weißer Essig
- Salz und Pfeffer nach Geschmack

Anweisungen:

1. Beginnen Sie mit der Zubereitung der pochierten Eier. Füllen Sie einen mittelgroßen Topf mit Wasser und fügen Sie dann den weißen Essig hinzu. Bei mittlerer Hitze das Wasser leicht köcheln lassen.
2. Ein Ei in eine kleine Schüssel aufschlagen. Erzeugen Sie im siedenden Wasser einen sanften Strudel und schieben Sie das Ei vorsichtig mit einem Löffel in die Mitte des Strudels. Wiederholen Sie den Vorgang mit dem zweiten Ei.
3. Kochen Sie die Eier etwa 3-4 Minuten lang oder bis das Eiweiß fest ist, das Eigelb jedoch flüssig bleibt.
4. Während die Eier kochen, die Vollkornbrotscheiben goldbraun rösten.
5. In einer kleinen Schüssel die reife Avocado mit einer Gabel zerdrücken, bis eine glatte Masse entsteht.
6. Mit Salz und Pfeffer abschmecken.
7. Dann verteilen Sie die zerdrückte Avocado gleichmäßig auf den gerösteten Brotscheiben.
8. Sobald die pochierten Eier fertig sind, nehmen Sie sie vorsichtig mit einem Schaumlöffel aus dem Wasser und legen Sie sie auf das Avocado-Toast.
9. Die pochierten Eier bei Bedarf mit zusätzlichem Salz und Pfeffer würzen.

10. Mit optionalen Toppings wie Paprikaflocken, Tomatenscheiben oder Microgreens garnieren.

11. Sofort servieren und genießen

Nährwertangaben (pro Portion):

Kalorien: ca. 400 kcal, Protein: 18 g, Fett: 25 g, Kohlenhydrate: 30 g, Ballaststoffe: 10 g, Zucker: 2 g

Hüttenkäse mit Ananas

Vorbereitungszeit: 5 Minuten.   Portionen: 1

Zutaten:

- 1/2 Tasse Hüttenkäse
- 1/2 Tasse gewürfelte Ananas (frisch oder in Saft aus der Dose)
- Optional: Honig oder Ahornsirup zum Süßen
- Optionale Beläge: gehobelte Mandeln, Kokosraspeln

Anweisungen:

- Den Hüttenkäse in eine Servierschüssel geben.
- Auf den Hüttenkäse die gewürfelte Ananas geben.
- Für noch mehr Süße können Sie nach Belieben Honig oder Ahornsirup über den Hüttenkäse und die Ananas träufeln.
- Für zusätzlichen Geschmack und Textur mit optionalen Toppings wie gehobelten Mandeln oder Kokosraspeln garnieren.
- Sofort servieren

Nährwertangaben (pro Portion):

Kalorien: ca. 200 kcal, Protein: 15 g, Fett: 5 g, Kohlenhydrate: 20 g, Ballaststoffe: 2 g, Zucker: 15 g

Vollkornpfannkuchen mit Beeren

Vorbereitungszeit: 10 Minuten.   Kochzeit: 10 Minuten

Portionen: Ergibt etwa 6 Pfannkuchen

Zutaten:

- 1 Tasse Vollkornmehl (z. B. Vollkorn- oder Hafermehl)
- 1 Esslöffel Backpulver
- 1 Esslöffel Zucker (optional)
- 1/4 Teelöffel Salz
- 1 Tasse Milch (auf Milch- oder Pflanzenbasis)
- 1 großes Ei
- 2 Esslöffel geschmolzene Butter oder Öl
- 1 Tasse gemischte Beeren
  (wie Blaubeeren, Erdbeeren, Himbeeren)
- Zum Servieren Ahornsirup oder Honig

Anweisungen:

1. In einer großen Rührschüssel Vollkornmehl, Backpulver, Zucker (falls verwendet) und Salz verrühren.
2. In einer separaten Schüssel Milch, Ei und geschmolzene Butter oder Öl gut verrühren.
3. Gießen Sie die feuchten Zutaten zu den trockenen Zutaten und vermischen Sie sie dann, bis sie sich gerade vermischt haben. Aber achten Sie darauf, nicht zu viel zu mischen; ein paar Klumpen sind in Ordnung.
4. Bei mittlerer Hitze eine beschichtete Pfanne oder Grillplatte erhitzen und leicht mit Öl oder Butter einfetten.
5. Gießen Sie für jeden Pfannkuchen etwa 1/4 Tasse Pfannkuchenteig in die Pfanne. Bei Bedarf mit der Rückseite eines Löffels den Teig rund verteilen.
6. Backen Sie die Pfannkuchen 2-3 Minuten lang oder bis sich auf der Oberfläche Blasen bilden und die Ränder fest aussehen.
7. Drehen Sie die Pfannkuchen um und lassen Sie sie weitere 1–2 Minuten backen, bis sie goldbraun und durchgegart sind.

8. Die Pfannkuchen aus der Pfanne nehmen und mit dem restlichen Teig fortfahren.

9. Servieren Sie die Pfannkuchen warm, garniert mit gemischten Beeren und einem Schuss Ahornsirup oder Honig.

Nährwertangaben (pro Portion, basierend auf 2 Pfannkuchen):

Kalorien: ca. 250 kcal, Protein: 8 g, Fett: 7 g, Kohlenhydrate: 40 g, Ballaststoffe: 6 g, Zucker: 10 g

Bananen-Mandel-Butter-Toast

Vorbereitungszeit: 5 Minuten.　　　**Kochzeit: 5 Minuten.**

Portionen: 1

Zutaten:

- 1 Scheibe Vollkornbrot
- 1 Esslöffel Mandelbutter
- 1/2 reife Banane, in Scheiben geschnitten
- Optional: Honig oder Ahornsirup zum Süßen
- Optionale Toppings: Chiasamen, Kokosraspeln, Mandelblättchen

Anweisungen:

1. Die Scheibe Vollkornbrot goldbraun und knusprig rösten.
2. Verteilen Sie die Mandelbutter gleichmäßig auf der gerösteten Brotscheibe.
3. Die Bananenscheiben auf der Mandelbutter anrichten.
4. Für noch mehr Süße nach Belieben Honig oder Ahornsirup über die Bananenscheiben träufeln.
5. Streuen Sie für zusätzlichen Geschmack und Textur optionale Toppings wie Chiasamen, Kokosraspeln oder Mandelblättchen über die Bananenscheiben.
6. Sofort servieren

Nährwertangaben (pro Portion):

Kalorien: ca. 250 kcal, Protein: 7 g, Fett: 12 g, Kohlenhydrate: 32 g, Ballaststoffe: 6 g, Zucker: 10 g

Chia-Samen Pudding

Vorbereitungszeit: 5 Minuten.　　　Portionen: 2

Gesamtzeit: (einschließlich Abkühlzeit) 4 Stunden

Zutaten:

- 1/4 Tasse Chiasamen
- 1 Tasse Milch (auf Milch- oder Pflanzenbasis)
- 1 Esslöffel Honig oder Ahornsirup (optional)
- 1/2 Teelöffel Vanilleextrakt
- Optionale Toppings: frisches Obst, Nüsse, Samen, Kokosraspeln

Anweisungen:

- In einer Rührschüssel oder einem Glas Chiasamen, Milch, Honig oder Ahornsirup (falls verwendet) und Vanilleextrakt vermischen. Zum Kombinieren gut umrühren.
- Decken Sie die Schüssel oder das Glas ab und stellen Sie es mindestens 4 Stunden oder über Nacht in den Kühlschrank, damit die Chiasamen die Flüssigkeit aufnehmen und zu einer puddingähnlichen Konsistenz eindicken können.
- Nach dem Abkühlen den Chiasamenpudding umrühren, um die Samen gleichmäßig zu verteilen.
- Anschließend den Pudding in Schüsseln oder Gläser verteilen.
- Wenn Sie möchten, können Sie den Chiasamen-Pudding mit frischem Obst, Nüssen, Samen oder Kokosraspeln belegen, um ihm mehr Geschmack und Konsistenz zu verleihen.
- Gekühlt servieren

Nährwertangaben (pro Portion):

Kalorien: ca. 150 kcal, Protein: 5 g, Fett: 8 g, Kohlenhydrate: 14 g, Ballaststoffe: 9 g, Zucker: 4 g

Veggie-Frühstücks-Burrito

Vorbereitungszeit: 10 Minuten. Kochzeit: 10 Minuten.

Portionen: Ergibt 2 Burritos

Zutaten:

- 4 große Eier
- 1/2 Paprika, gewürfelt
- 1/2 Zwiebel, gewürfelt
- 1/2 Tasse gewürfelte Tomaten
- 1/2 Tasse gekochte schwarze Bohnen
  (in Dosen ist in Ordnung)
- 1/2 Tasse geriebener Käse
- 2 große Vollkorn-Tortillas
- Salz und Pfeffer nach Geschmack
- OptionaleToppings: Avocadoscheiben, Salsa, Griechischer Joghurt oder Sauerrahm

Anweisungen:

1. Etwas Öl in einer großen Pfanne bei mittlerer Hitze erhitzen.
2. Die gewürfelte Paprika und die Zwiebel in die Pfanne geben und etwa 3–4 Minuten anbraten, bis sie weich sind.
3. Die gewürfelten Tomaten und die gekochten schwarzen Bohnen in die Pfanne geben und umrühren. Weitere 2 Minuten kochen lassen.
4. In einer Schüssel die Eier verquirlen und mit Salz und Pfeffer abschmecken.
5. Schieben Sie das Gemüse auf eine Seite der Pfanne und gießen Sie dann die geschlagenen Eier in die leere Seite. Die Eier verrühren, bis sie gar sind.
6. Sobald die Eier gekocht sind, vermischen Sie sie mit dem Gemüse in der Pfanne. Streuen Sie geriebenen Käse darüber und lassen Sie ihn leicht schmelzen.
7. Erwärmen Sie die Tortillas etwa 20–30 Sekunden lang in der Mikrowelle, damit sie formbar werden.

8. Verteilen Sie die Ei-Gemüse-Mischung auf die beiden Tortillas und legen Sie sie jeweils in die Mitte.

9. Falten Sie die Ränder der Tortillas ein, während Sie sie in Burritos einwickeln.

10. Servieren Sie die vegetarischen Frühstücks-Burritos sofort, wahlweise garniert mit Avocadoscheiben, Salsa oder griechischem Joghurt/Sauerrahm.

Nährwertangaben (pro Portion, basierend auf 1 Burrito):

Kalorien: ca. 350 kcal, Protein: 20 g, Fett: 15 g, Kohlenhydrate: 30 g, Ballaststoffe: 8 g, Zucker: 4 g

Apfel-Zimt-Haferflocken

Vorbereitungszeit: 5 Minuten.　　　**Kochzeit: 10 Minuten.**

Portionen: 2

Zutaten:

- 1 Tasse Haferflocken
- 2 Tassen Wasser oder Milch (Milch- oder Pflanzenmilch)
- 1 mittelgroßer Apfel, gewürfelt
- 1 Teelöffel gemahlener Zimt
- 1 Esslöffel Honig oder Ahornsirup (optional)
- Optionale Toppings: gehackte Nüsse, Rosinen, Bananenscheiben, ein Schuss Honig oder Ahornsirup

Anweisungen:

1. In einem mittelgroßen Topf das Wasser oder die Milch bei mittlerer Hitze zum Kochen bringen.

2. Die Haferflocken unterrühren und die Hitze auf niedrige Stufe reduzieren. Unter gelegentlichem Rühren etwa 5 Minuten köcheln lassen, bis die Haferflocken cremig und zart sind.

3. Den gewürfelten Apfel und den gemahlenen Zimt mit den Haferflocken in den Topf geben. Zum Kombinieren umrühren.

4. Kochen Sie die Haferflocken weitere 3–5 Minuten weiter oder bis die Apfelstücke weich sind und die Haferflocken dick und cremig sind.

5. Falls gewünscht, die Haferflocken mit Honig oder Ahornsirup süßen und umrühren.

6. Die Apfel-Zimt-Haferflocken auf zwei Schüsseln verteilen.

7. Mit optionalen Toppings wie gehackten Nüssen, Rosinen, Bananenscheiben oder einem Spritzer Honig oder Ahornsirup garnieren.

8. Heiß servieren und genießen

Nährwertangaben (pro Portion):

Kalorien: ca. 250 kcal, Protein: 5 g, Fett: 3 g, Kohlenhydrate: 50 g, Ballaststoffe: 7 g, Zucker: 15 g

Frucht- und Nuss-Haferflocken

Vorbereitungszeit: 5 Minuten.   **Kochzeit: 10 Minuten.**

Portionen: 2

Zutaten:

- 1 Tasse Haferflocken
- 2 Tassen Wasser oder Milch (Milch- oder Pflanzenmilch)
- 1/2 Tasse gemischte Trockenfrüchte
  (wie Rosinen, Preiselbeeren, gehackte Aprikosen)
- 1/4 Tasse gehackte Nüsse (z. B. Mandeln, Walnüsse oder Pekannüsse)
- 1 Esslöffel Honig oder Ahornsirup (optional)
- Optionale Toppings: Bananenscheiben, gehackte Äpfel, eine Prise Zimt

Anweisungen:

1. In einem mittelgroßen Topf das Wasser oder die Milch bei mittlerer Hitze zum Kochen bringen.

2. Die Haferflocken unterrühren und die Hitze auf niedrige Stufe reduzieren. Unter gelegentlichem Rühren etwa 5 Minuten köcheln lassen, bis die Haferflocken cremig und zart sind.

3. Die gemischten Trockenfrüchte und gehackten Nüsse mit den Haferflocken in den Topf geben. Zum Kombinieren umrühren.

4. Kochen Sie die Haferflocken weitere 3–5 Minuten weiter, damit die Früchte praller werden und die Nüsse etwas weicher werden.

5. Falls gewünscht, die Haferflocken mit Honig oder Ahornsirup süßen und umrühren.

6. Verteilen Sie die Frucht- und Nuss-Haferflocken auf zwei Schüsseln.

7. Mit optionalen Toppings wie geschnittenen Bananen, gehackten Äpfeln oder einer Prise Zimt garnieren, um mehr Geschmack und Textur zu verleihen.

8. Heiß servieren !

Nährwertangaben (pro Portion):

Kalorien: ca. 300 kcal, Protein: 8 g, Fett: 10 g, Kohlenhydrate: 50 g, Ballaststoffe: 7 g, Zucker: 15 g

Spinat-Feta-Frittata

Vorbereitungszeit: 10 Minuten.   Kochzeit: 20 Minuten.   Portionen: 4
Zutaten:

- 6 große Eier
- 1 Tasse frische Spinatblätter, gehackt
- 1/2 Tasse zerbröselter Feta-Käse
- 1/4 Tasse gewürfelte Zwiebel
- 1/4 Tasse gewürfelte Paprika
- 2 Esslöffel Olivenöl
- Salz und Pfeffer nach Geschmack
- Optional: gehackte frische Kräuter (wie Petersilie oder Dill)

Anweisungen:

1. Heizen Sie Ihren Backofen auf 350 °F (175 °C) vor.
2. Die Eier in einer großen Rührschüssel gut verquirlen. Mit Salz und Pfeffer abschmecken.
3. Bei mittlerer Hitze das Olivenöl in einer beschichteten Pfanne erhitzen.
4. Die gewürfelten Zwiebeln und Paprika in die Pfanne geben und ca. 3-4 Minuten anbraten, bis sie weich sind.
5. Den gehackten Spinat in die Pfanne geben und weitere 1–2 Minuten köcheln lassen, bis er zusammengefallen ist.
6. Verteilen Sie das sautierte Gemüse gleichmäßig auf dem Boden der Pfanne.
7. In der Pfanne die geschlagenen Eier über das Gemüse gießen und darauf achten, dass sie gleichmäßig verteilt sind.
8. Streuen Sie dann den zerbröckelten Feta-Käse über die Eier.
9. Die Frittata 3-4 Minuten lang auf dem Herd kochen, bis die Ränder fest werden.
10. Sobald der Ofen heiß ist, stellen Sie die Pfanne hinein und backen Sie sie 10 bis 12 Minuten lang oder bis die Frittata in der Mitte fest ist und eine leicht goldene Oberfläche hat.
11. Nachdem die Frittata fertig ist, nehmen Sie die Pfanne aus dem Ofen und lassen Sie sie eine Weile abkühlen.
12. Die Frittata in Spalten schneiden, optional mit gehackten frischen Kräutern garnieren und warm servieren.

Nährwertangaben (pro Portion):

Kalorien: ca. 200 kcal, Protein: 12 g, Fett: 15 g, Kohlenhydrate: 4 g, Ballaststoffe: 1 g, Zucker: 2 g

Erdnussbutter-Bananen-Smoothie

Vorbereitungszeit: 5 Minuten.　　Portionen: 1

Zutaten:

- 1 reife Banane, geschält und in Scheiben geschnitten

- 1 Esslöffel Erdnussbutter
- 1/2 Tasse griechischer Joghurt
- 1/2 Tasse Milch (auf Milch- oder Pflanzenbasis)
- 1 Esslöffel Honig oder Ahornsirup (optional)
- Eine Handvoll Eiswürfel (optional)

Anweisungen:

1. In einem Mixer die geschnittene Banane, Erdnussbutter, griechischen Joghurt, Milch und Honig oder Ahornsirup (falls verwendet) vermischen.
2. Geben Sie bei Bedarf eine Handvoll Eiswürfel in den Mixer, um den Smoothie kälter und dicker zu machen.
3. Bei hoher Geschwindigkeit mixen, bis eine glatte und cremige Konsistenz entsteht. Bei Bedarf eine Pause einlegen, um die Seiten des Mixers nach unten zu kratzen.
4. Sobald die Zutaten gut vermischt sind und der Smoothie die gewünschte Konsistenz erreicht hat, gießen Sie ihn in ein Glas.
5. Sofort servieren

Nährwertangaben (pro Portion):

Kalorien: ca. 350 kcal, Protein: 18 g, Fett: 12 g, Kohlenhydrate: 45 g, Ballaststoffe: 5 g, Zucker: 25 g

Ricotta-Toast mit Honig und Pistazien

Vorbereitungszeit: 5 Minuten.   Portionen: 1

Zutaten:

- 1 Scheibe Vollkornbrot, geröstet
- 1/4 Tasse Ricotta-Käse

- 1 Esslöffel Honig
- 1 Esslöffel gehackte Pistazien

Anweisungen:

1. Die Scheibe Vollkornbrot goldbraun und knusprig rösten.
2. Verteilen Sie den Ricotta-Käse gleichmäßig auf der gerösteten Brotscheibe.
3. Den Honig über den Ricottakäse träufeln und mit einem Löffel oder Messer verteilen.
4. Streuen Sie die gehackten Pistazien über den mit Honig beträufelten Ricotta.
5. Sofort servieren

Nährwertangaben (pro Portion):

Kalorien: ca. 250 kcal, Protein: 12 g, Fett: 10 g, Kohlenhydrate: 30 g, Ballaststoffe: 3 g, Zucker: 14 g

Tofu-Rührei

Vorbereitungszeit: 10 Minuten. **Kochzeit: 10 Minuten.**

Portionen: 2-3

Zutaten:

- 1 Block (14 oz) extrafester Tofu
- 2 Esslöffel Olivenöl
- 1/2 Zwiebel, gewürfelt
- 1 Paprika, gewürfelt
- 2 Knoblauchzehen, gehackt
- 1 Teelöffel gemahlener Kurkuma
- 1/2 Teelöffel gemahlener Kreuzkümmel
- 1/2 Teelöffel gemahlener Paprika
- Salz und Pfeffer nach Geschmack

- Optional: gehackter Spinat, gewürfelte Tomaten, Nährhefe, geschnittene Avocado

Anweisungen:

1. Den Tofu pressen: Wickeln Sie den Tofublock in Papiertücher oder ein sauberes Küchentuch und legen Sie ihn auf einen Teller. Legen Sie einen schweren Gegenstand, etwa eine gusseiserne Pfanne oder ein paar Bücher, auf den Tofu und lassen Sie ihn etwa 10 Minuten lang andrücken, um überschüssige Feuchtigkeit zu entfernen.
2. Während der Tofu gepresst wird, bereiten Sie das Gemüse vor: Erhitzen Sie das Olivenöl in einer großen Pfanne bei mittlerer Hitze. Die gewürfelte Zwiebel und die Paprika dazugeben und ca. 5 Minuten anbraten, bis sie weich sind.
3. Zerkrümeln Sie den gepressten Tofu mit den Händen oder einer Gabel in der Pfanne. Den gehackten Knoblauch dazugeben und weitere 2-3 Minuten anbraten, bis der Tofu leicht zu bräunen beginnt.
4. Streuen Sie gemahlene Kurkuma, gemahlenen Kreuzkümmel und gemahlenen Paprika über die Tofu-Mischung. Gut umrühren, um den Tofu und das Gemüse gleichmäßig zu bedecken. Damit sich die Aromen vermischen, weitere 2-3 Minuten kochen lassen.
5. Zum Abschmecken Salz und Pfeffer zum Tofu-Rührei hinzufügen. Bei Verwendung optionale Zutaten wie gehackten Spinat oder gewürfelte Tomaten hinzufügen und kochen, bis es durchgeheizt ist.
6. Nachdem alles vollständig gekocht und vermischt ist, nehmen Sie die Pfanne vom Herd.
7. Servieren Sie das Tofu-Rührei heiß, wahlweise mit Nährhefe oder Avocadoscheiben für zusätzlichen Geschmack und Nährwert.

Nährwertangaben (pro Portion):

Kalorien: ca. 200 kcal, Protein: 15 g, Fett: 12 g, Kohlenhydrate: 10 g, Ballaststoffe: 3 g, Zucker: 3 g

Blaubeer-Chia-Samen-Smoothie

Vorbereitungszeit: 5 Minuten.   Portionen: 1

Zutaten:

- 1/2 Tasse Blaubeeren (frisch oder gefroren)
- 1 reife Banane
- 1 Esslöffel Chiasamen
- 1/2 Tasse griechischer Joghurt (Naturjoghurt oder Vanille)
- 1/2 Tasse Milch (auf Milch- oder Pflanzenbasis)
- Optional: Honig oder Ahornsirup zum Süßen
- Optionale Toppings: zusätzliche Blaubeeren, Chiasamen, Müsli

Anweisungen:

1. In einem Mixer Blaubeeren, Banane, Chiasamen, griechischen Joghurt und Milch vermischen.
2. Für mehr Süße können Sie Honig oder Ahornsirup hinzufügen.
3. Bei hoher Geschwindigkeit glatt und cremig mixen, ggf. an den Seiten des Mixers abkratzen.
4. Sobald die Zutaten gut vermischt sind und der Smoothie die gewünschte Konsistenz erreicht hat, gießen Sie ihn in ein Glas.
5. Optional mit weiteren Blaubeeren, Chiasamen oder Müsli garnieren.
6. Sofort servieren

Nährwertangaben (pro Portion):

Kalorien: ca. 250 kcal, Protein: 12 g, Fett: 6 g, Kohlenhydrate: 40 g, Ballaststoffe: 9 g, Zucker: 22 g

Vollkornwaffeln mit Joghurt und Obst

Vorbereitungszeit: 10 Minuten.   Kochzeit: 10 Minuten.

Portionen: Ergibt etwa 4-6 Waffeln

Zutaten:

- 1 Tasse Vollkornmehl
- 1/2 Tasse Haferflocken (altmodische oder schnelle Haferflocken)
- 2 Teelöffel Backpulver
- 1/4 Teelöffel Salz
- 1 Esslöffel Honig oder Ahornsirup
- 1 Tasse Milch (auf Milch- oder Pflanzenbasis)
- 1/4 Tasse ungesüßtes Apfelmus oder zerdrückte Banane
- 1 großes Ei
- 1 Teelöffel Vanilleextrakt
- Kochspray oder Öl zum Einfetten des Waffeleisens
- Einfacher griechischer Joghurt
- Geschnittenes Obst (wie Beeren, Bananen oder Pfirsiche)
- Optionale Toppings: Honig, Ahornsirup, gehackte Nüsse

Anweisungen:

1. Das Vollkornmehl, die Haferflocken, das Backpulver und das Salz in einer großen Rührschüssel vermengen.
2. In einer separaten Schüssel Honig oder Ahornsirup, Milch, Apfelmus oder zerdrückte Banane, Ei und Vanilleextrakt verrühren, bis alles gut vermischt ist.
3. Gießen Sie die feuchten Zutaten zu den trockenen Zutaten und verrühren Sie alles, bis alles gut vermischt ist. Aber achten Sie darauf, nicht zu viel zu mischen; ein paar Klumpen sind in Ordnung.
4. Waffeleisen sollten gemäß den Empfehlungen des Herstellers vorgeheizt werden.
5. Fetten Sie das Waffeleisen mit Kochspray oder Öl ein, wenn es aufgeheizt ist.

6. Gießen Sie so viel Teig in die Mitte des Waffeleisens, dass etwa zwei Drittel der Oberfläche bedeckt sind (der Teig verteilt sich, wenn der Deckel geschlossen ist).
7. Schließen Sie den Deckel und backen Sie die Waffel gemäß den Anweisungen des Herstellers, bis sie goldbraun und knusprig ist.
8. Nehmen Sie die Waffel vorsichtig aus dem Eisen und wiederholen Sie den Vorgang mit dem restlichen Teig.
9. Zum Servieren jede Waffel mit einem Klecks griechischem Naturjoghurt und geschnittenen Früchten belegen.
10. Nach Belieben mit gehackten Nüssen belegen und mit Honig oder Ahornsirup beträufeln
11. Sofort servieren.

Nährwertangaben (pro Portion, basierend auf 1 Waffel mit Belag):
Kalorien: ca. 200 kcal, Protein: 10 g, Fett: 4 g, Kohlenhydrate: 35 g, Ballaststoffe: 5 g

Eiermuffins

Vorbereitungszeit: 10 Minuten.   **Kochzeit: 20 Minuten**
Portionen: Ergibt 12 Muffins
Zutaten:

- 8 große Eier
- 1/4 Tasse Milch (auf Milch- oder Pflanzenbasis)
- 1 Tasse gehacktes Gemüse
  (wie Paprika, Spinat, Zwiebeln, Tomaten)
- 1/2 Tasse geriebener Käse
  (Cheddar, Mozzarella oder nach Wahl)
- Salz und Pfeffer nach Geschmack
- Kochspray oder
  Olivenöl zum Einfetten der Muffinform

Anweisungen:

1. Heizen Sie Ihren Backofen auf 350 °F (175 °C) vor. Fetten Sie eine 12-Tassen-Muffinform mit Kochspray oder Olivenöl ein.
2. Schlagen Sie die Eier auf und verrühren Sie sie zusammen mit der Milch in einer großen Rührschüssel, bis alles gut vermischt ist.
3. Gehacktes Gemüse und geriebenen Käse unterrühren. Mit Salz und Pfeffer abschmecken.
4. Nachdem die Muffinform vorbereitet wurde, gießen Sie die Eimischung gleichmäßig in jede Form und füllen Sie sie zu etwa 3/4.
5. Im vorgeheizten Ofen 18–20 Minuten backen oder bis die Eiermuffins in der Mitte fest sitzen und oben leicht gebräunt sind.
6. Nach dem Garen die Muffinform aus dem Ofen nehmen und die Eiermuffins einige Minuten abkühlen lassen.
7. Die Eiermuffins vorsichtig mit einem Messer oder Löffel aus der Muffinform lösen.
8. Die Eiermuffins können warm oder bei Zimmertemperatur serviert werden.

Nährwertangaben (pro Portion, basierend auf 1 Muffin):

Kalorien: ca. 80 kcal, Protein: 6 g, Fett: 5 g, Kohlenhydrate: 2 g, Ballaststoffe: 0,5 g, Zucker: 1 g

Overnight Oats mit Kürbisgewürz

Vorbereitungszeit: 5 Minuten.   Abkühlzeit: Über Nacht.

Portionen:1. Gesamtzeit: 5 Minuten (plus Abkühlen über Nacht)

Zutaten:

- 1/2 Tasse Haferflocken
- 1/2 Tasse Milch (auf Milch- oder Pflanzenbasis)
- 1/4 Tasse Kürbispüree

- 1 Esslöffel Ahornsirup oder Honig
- 1/2 Teelöffel Kürbiskuchengewürz
  (oder eine Mischung aus Zimt, Nelken, Muskatnuss und Ingwer)
- 1 Esslöffel gehackte Nüsse oder Samen
  (wie Walnüsse, Pekannüsse oder Kürbiskerne)
- Optionale Toppings: zusätzlicher Ahornsirup, gehackte Nüsse, Trockenfrüchte, Joghurt

Anweisungen:

1. In einem Einmachglas oder luftdichten Behälter Haferflocken, Milch, Kürbispüree, Ahornsirup oder Honig und Kürbiskuchengewürz vermischen. Anschließend gründlich umrühren, um alle Zutaten zu vermischen.
2. Decken Sie das Glas oder den Behälter mit einem Deckel ab und schütteln Sie ihn kräftig, bis alles gut vermischt ist.
3. Stellen Sie die Kürbisgewürz-Übernachthaferflocken in den Kühlschrank und lassen Sie sie über Nacht oder mindestens 4 Stunden lang abkühlen, damit die Haferflocken weich werden und die Aromen miteinander verschmelzen.
4. Am nächsten Morgen die Haferflocken umrühren. Wenn die Mischung zu dick ist, können Sie einen Schuss Milch hinzufügen, um die gewünschte Konsistenz zu erreichen.
5. Servieren Sie die Pumpkin Spice Overnight Oats kalt, direkt aus dem Kühlschrank.
6. Optional vor dem Servieren mit gehackten Nüssen, einem Spritzer Ahornsirup, Trockenfrüchten oder einem Klecks Joghurt garnieren.

Nährwertangaben (pro Portion):

Kalorien: ca. 300 kcal, Protein: 9 g, Fett: 8 g, Kohlenhydrate: 50 g, Ballaststoffe: 7 g, Zucker: 15 g

Sautierter Grünkohl-Ei-Toast

Vorbereitungszeit: 5 Minuten.   Kochzeit: 10 Minuten.

Portionen: 1

Zutaten:

- 2 Tassen Grünkohlblätter, Stiele entfernt und gehackt
- 1 Teelöffel Olivenöl
- 1 Knoblauchzehe, gehackt
- Salz und Pfeffer nach Geschmack
- 1 großes Ei
- 1 Scheibe Vollkornbrot, geröstet
- Optionale Beläge: geriebener Käse, geschnittene Avocado, scharfe Soße

Anweisungen:

- Bei mittlerer Hitze Olivenöl in einer Pfanne erhitzen. Dann den gehackten Knoblauch hinzufügen und etwa 1 Minute lang anbraten, bis er duftet.
- Gehackte Grünkohlblätter in die Pfanne geben und unter gelegentlichem Rühren ca. 5–7 Minuten kochen, bis der Grünkohl welk und zart ist. Mit Salz und Pfeffer abschmecken.
- Während der Grünkohl kocht, rösten Sie die Scheibe Vollkornbrot, bis sie goldbraun ist.
- Braten Sie das Ei in derselben oder einer separaten Pfanne bis zum gewünschten Gargrad (mit der Sonnenseite nach oben, zu leicht usw.).
- Zum Anrichten den sautierten Grünkohl auf die geröstete Brotscheibe legen.
- Legen Sie das Spiegelei vorsichtig auf den Grünkohl.
- Fügen Sie optionale Toppings wie geriebenen Käse, Avocadoscheiben oder scharfe Soße hinzu.
- Sofort servieren

Nährwertangaben (pro Portion):

Kalorien: ca. 250 kcal, Protein: 14 g, Fett: 10 g, Kohlenhydrate: 28 g, Ballaststoffe: 5 g, Zucker: 2 g

Joghurt mit hausgemachtem Müsli

Vorbereitungszeit: 10 Minuten.   Kochzeit: 25 Minuten

Portionen: Ergibt etwa 4 Tassen Müsli

Zutaten:

- 3 Tassen altmodische Haferflocken
- 1 Tasse Nüsse oder Samen (wie Mandeln, Walnüsse, Pekannüsse, Kürbiskerne)
- 1/2 Tasse Kokosraspeln (optional)
- 1/4 Tasse Honig oder Ahornsirup
- 1/4 Tasse geschmolzenes Kokosöl oder Pflanzenöl
- 1 Teelöffel Vanilleextrakt
- 1/2 Teelöffel gemahlener Zimt
- 1/4 Teelöffel Salz
- 2 Tassen griechischer Joghurt
- Frisches Obst (wie Beeren, Bananenscheiben oder Apfelwürfel) zum Servieren

Anweisungen:

1. Heizen Sie Ihren Backofen auf 300 °F (150 °C) vor. Dann ein Backblech mit Backpapier oder einer Silikon-Backmatte auslegen.
2. In einer großen Rührschüssel die Haferflocken, Nüsse oder Samen und die Kokosraspeln (falls verwendet) vermischen.
3. Mischen Sie Honig, Ahornsirup, geschmolzenes Kokosöl oder Pflanzenöl, gemahlenen Zimt, Vanilleextrakt und Salz in einer separaten kleinen Schüssel.
4. Gießen Sie die feuchten Zutaten über die trockenen Zutaten in der großen Rührschüssel. Gut umrühren, bis alle trockenen Zutaten gleichmäßig mit der feuchten Mischung bedeckt sind.
5. Anschließend die Müslimischung gleichmäßig auf dem vorbereiteten Backblech verteilen.
6. 20–25 Minuten im vorgeheizten Ofen backen und nach der Hälfte der Zeit umrühren, bis das Müsli knusprig und goldbraun ist.

7. Nehmen Sie das Müsli nach dem Backen aus dem Ofen und lassen Sie es auf dem Backblech vollständig abkühlen. Beim Abkühlen wird es immer knuspriger.

8. Nachdem das Müsli abgekühlt ist, geben Sie es in einen gut verschließbaren Vorratsbehälter. Es kann bis zu 2 Wochen bei Raumtemperatur gelagert werden.

9. Zum Servieren griechischen Joghurt in Schüsseln füllen und mit einer großzügigen Portion hausgemachtem Müsli und frischem Obst belegen.

Nährwertangaben (pro Portion, basierend auf 1/2 Tasse Müsli und 1/2 Tasse griechischem Joghurt):

Kalorien: ca. 350 kcal, Protein: 15 g, Fett: 15 g, Kohlenhydrate: 40 g, Ballaststoffe: 6 g, Zucker: 12 g

Frühstücks-Wrap mit Spinat und Pilzen

Vorbereitungszeit: 10 Minuten.   **Kochzeit: 10 Minuten.**   **Portionen: Ergibt 1 Wrap**

Zutaten:

- 1 große Vollkorn- oder Spinat-Tortilla
- 1/2 Esslöffel Olivenöl
- 1 Tasse frische Spinatblätter
- 1/2 Tasse geschnittene Pilze
- 1/4 Tasse gewürfelte Zwiebel
- 1 Knoblauchzehe, gehackt
- Salz und Pfeffer nach Geschmack
- 2 große Eier, geschlagen
- 2 Esslöffel geriebener Käse (z. B. Cheddar oder Mozzarella)
- Optionale Beläge: Salsa, Avocadoscheiben, scharfe Soße

Anweisungen:

1. Olivenöl in eine Pfanne geben und bei mittlerer Hitze erhitzen. Gewürfelte Zwiebeln und gehackten Knoblauch dazugeben und 2 Minuten anbraten, bis sie weich sind und duften.
2. In Scheiben geschnittene Pilze in die Pfanne geben und 3-4 Minuten kochen, bis sie ihre Feuchtigkeit abgeben und anfangen zu bräunen.
3. Geben Sie die frischen Spinatblätter in die Pfanne und kochen Sie sie ein bis zwei Minuten lang oder bis sie zusammengefallen sind. Mit Salz und Pfeffer abschmecken.
4. Schieben Sie das Gemüse auf eine Seite der Pfanne und gießen Sie die geschlagenen Eier auf die andere Seite. Rühren Sie die Eier, bis sie vollständig gekocht sind.
5. Sobald die Eier gar sind, geriebenen Käse darüber streuen und leicht schmelzen lassen.
6. Erwärmen Sie die Tortilla einige Sekunden lang in der Pfanne oder Mikrowelle, damit sie geschmeidig wird.
7. Um den Wrap zusammenzustellen, legen Sie die gekochte Eier-Gemüse-Mischung in die Mitte der Tortilla.
8. Fügen Sie optionale Toppings wie Salsa, Avocadoscheiben oder scharfe Soße hinzu.
9. Falten Sie die Seiten der Tortilla über die Füllung und rollen Sie sie dann von unten fest auf, um die Füllung zu umschließen.
10. Den Wrap diagonal halbieren
11. Sofort servieren.

Nährwertangaben (pro Portion):

Kalorien: ca. 350 kcal, Protein: 20 g, Fett: 18 g, Kohlenhydrate: 28 g, Ballaststoffe: 6 g, Zucker: 4 g

Hüttenkäsepfannkuchen

Vorbereitungszeit: 10 Minuten.   Kochzeit: 10 Minuten

Portionen: Ergibt etwa 8 Pfannkuchen

Zutaten:

- 1 Tasse Hüttenkäse
- 4 große Eier
- 1/2 Tasse Allzweckmehl
- 1 Esslöffel Zucker oder Honig
- Butter bzw Kochspray zum Einfetten der Pfanne
- Optionale Toppings: Ahornsirup, frisches Obst, Joghurt, Nussbutter
- 1 Teelöffel Vanilleextrakt
- 1/2 Teelöffel Backpulver
- Prise Salz

Anweisungen:

1. In einer Rührschüssel Hüttenkäse, Eier, Mehl, Zucker oder Honig, Vanilleextrakt, Backpulver und Salz vermischen. Rühren, bis alles gut vermischt und glatt ist.
2. Bei mittlerer Hitze eine beschichtete Pfanne oder Grillplatte erhitzen und diese dann leicht mit Kochspray oder Butter einfetten.
3. Gießen Sie für jeden Pfannkuchen etwa 1/4 Tasse des Pfannkuchenteigs in die Pfanne, sobald die Pfanne heiß ist. Dann ca. 2-3 Minuten backen, bis sich auf der Oberfläche des Pfannkuchens Blasen bilden und die Ränder fest werden.
4. Drehen Sie die Pfannkuchen um und backen Sie sie dann weitere 1–2 Minuten auf der anderen Seite, bis sie goldbraun und durchgebacken sind.
5. Geben Sie die fertigen Pfannkuchen auf einen Teller und halten Sie sie warm, während Sie den restlichen Teig backen. Fetten Sie die Pfanne nach Bedarf zwischen den einzelnen Portionen ein.
6. Servieren Sie die Hüttenkäse-Pfannkuchen warm mit Toppings Ihrer Wahl, zum Beispiel Ahornsirup, frischem Obst, Joghurt oder Nussbutter.

Nährwertangaben (pro Portion, basierend auf 2 Pfannkuchen):

Kalorien: ca. 200 kcal, Protein: 16 g, Fett: 7 g, Kohlenhydrate: 16 g, Ballaststoffe: 1 g, Zucker: 4 g

Sweet Potato Hash

Vorbereitungszeit: 10 Minuten.   **Kochzeit: 20 Minuten.**

Portionen: 4

Zutaten:

- 2 mittelgroße Süßkartoffeln, geschält und in kleine Würfel geschnitten
- 1 Esslöffel Olivenöl
- 1 Zwiebel, gewürfelt
- 1 Paprika, gewürfelt
- 2 Knoblauchzehen, gehackt
- Frische Petersilie oder Koriander zum Garnieren (optional)
- 1 Teelöffel Paprika
- 1/2 Teelöffel gemahlener Kreuzkümmel
- Salz und Pfeffer nach Geschmack
- 4 große Eier (optional)

Anweisungen:

1. In einer großen Pfanne Olivenöl bei mittlerer Hitze erhitzen. Gewürfelte Süßkartoffeln hinzufügen und unter gelegentlichem Rühren etwa 10 Minuten kochen lassen, bis sie weich werden.
2. Gewürfelte Zwiebeln und Paprika in die Pfanne geben und weitere 5–7 Minuten braten, bis das Gemüse zart und die Süßkartoffeln gar sind.
3. Gehackten Knoblauch, Paprika, gemahlenen Kreuzkümmel, Salz und Pfeffer unterrühren. Weitere 2 Minuten kochen, bis der Knoblauch duftet und die Gewürze gut eingearbeitet sind.
4. Bei Verwendung mit einem Löffel vier Vertiefungen in die Süßkartoffel-Hash-Mischung formen. In jede Mulde ein Ei aufschlagen. Decken Sie die Pfanne ab und kochen Sie sie 5–7 Minuten lang oder bis die Eier nach Ihren Wünschen gekocht sind.
5. Sobald die Eier gekocht sind, nehmen Sie die Pfanne vom Herd und streuen Sie bei Bedarf frische Petersilie oder Koriander zum Garnieren darüber.
6. Servieren Sie das Süßkartoffel-Hash heiß, wahlweise mit einer Scheibe geröstetem Brot oder Avocadoscheiben als Beilage.

Nährwertangaben (pro Portion, ohne Eier):

Kalorien: ca. 180 kcal, Protein: 3 g, Fett: 6 g, Kohlenhydrate: 28 g, Ballaststoffe: 4 g, Zucker: 7 g

Obstsalat mit griechischem Joghurt

Vorbereitungszeit: 15 Minuten.   **Portionen: Ergibt etwa 4 Portionen**

Zutaten:

- 2 Tassen gemischte frische Früchte (wie Beeren, Melone, Weintrauben, Ananas und Kiwi), gewaschen und gewürfelt
- 1 Tasse griechischer Joghurt
- 2 Esslöffel Honig oder Ahornsirup
- 1 Teelöffel Vanilleextrakt
- Optionale Toppings: gehackte Nüsse, Minzblätter

Anweisungen:

1. Die frischen Früchte waschen, in mundgerechte Stücke schneiden und in eine große Rührschüssel geben.
2. In einer anderen Schüssel griechischen Joghurt, Honig oder Ahornsirup und Vanilleextrakt vermischen. Rühren, bis alles gut vermischt ist.
3. Gießen Sie die Joghurtmischung über die gewürfelten Früchte in der Rührschüssel.
4. Mischen Sie die Früchte und den Joghurt vorsichtig miteinander, bis die Früchte gleichmäßig mit der Joghurtmischung bedeckt sind.
5. Optional können Sie gehackte Nüsse darüber streuen oder mit Minzblättern garnieren, um den Geschmack und die Textur zu verbessern.
6. Servieren Sie den Obstsalat sofort oder stellen Sie ihn vor dem Servieren kurz in den Kühlschrank, wenn Sie ihn lieber gekühlt mögen.

Nährwertangaben (pro Portion):

Kalorien: ca. 150 kcal, Protein: 8 g, Fett: 2 g, Kohlenhydrate: 30 g, Ballaststoffe: 3 g, Zucker: 24 g

MITTAGESSEN

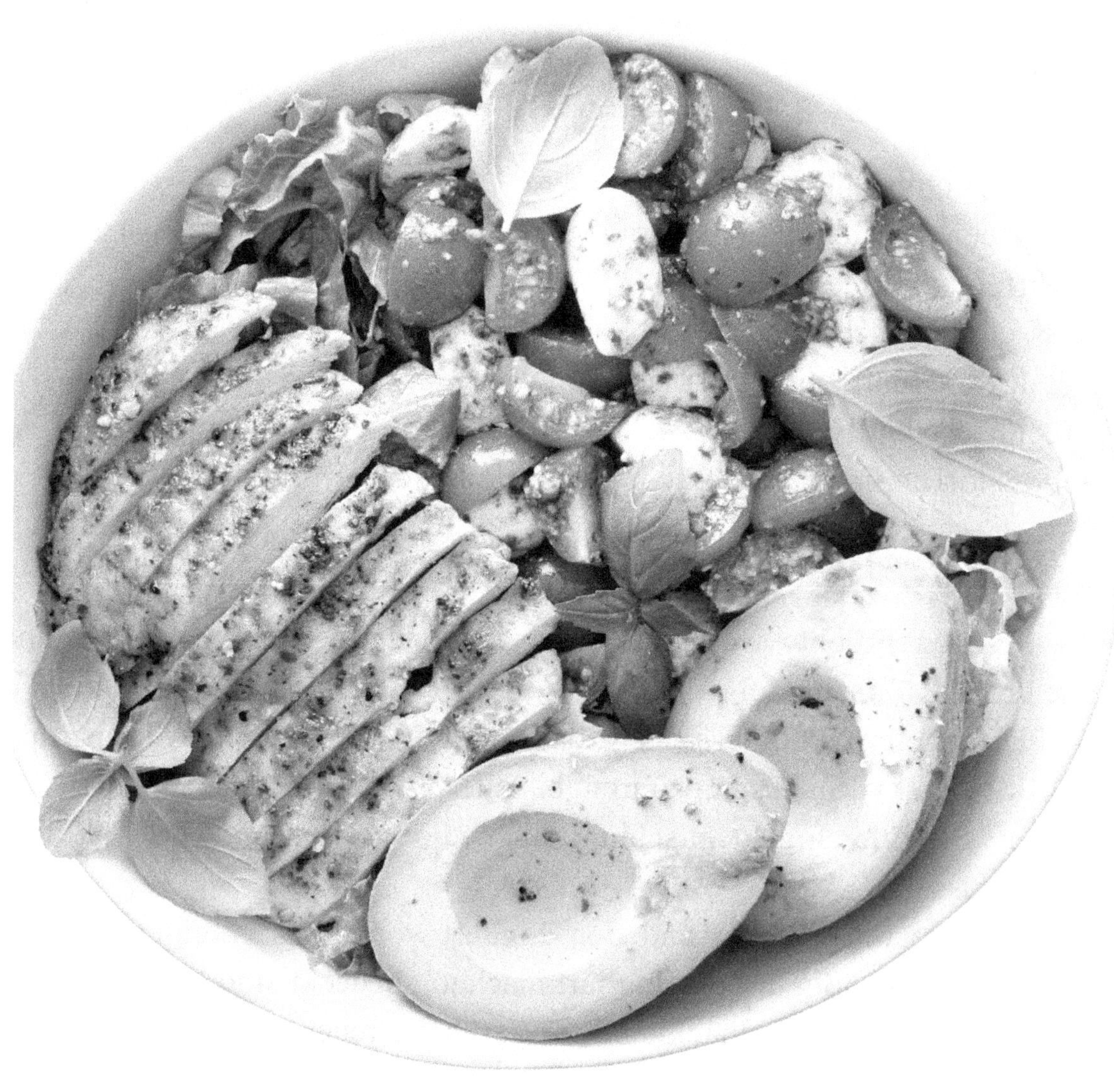

Quinoa-Salat mit Kichererbsen und Gemüse

Vorbereitungszeit: 15 Minuten.   Kochzeit: 15 Minuten

Portionen: Ergibt etwa 4 Portionen

Zutaten:

- 1 Tasse Quinoa, abgespült
- 1 Dose (15 Unzen) Kichererbsen, abtropfen lassen und abspülen
- 1 Gurke, gewürfelt
- 1 Paprika (beliebige Farbe), gewürfelt
- 1 Tasse Kirschtomaten, halbiert
- 1/4 Tasse rote Zwiebel, fein gehackt
- 1/4 Tasse frische Petersilie, gehackt
- 1/4 Tasse Feta-Käse, zerbröckelt (optional)
- Saft von 1 Zitrone
- 2 Esslöffel Olivenöl
- Salz und Pfeffer nach Geschmack

Anweisungen:

1. Quinoa mit 2 Tassen Wasser in einem mittelgroßen Topf vermischen. Zum Kochen bringen, dann die Hitze reduzieren, abdecken und 15 Minuten köcheln lassen, oder bis das Wasser aufgesogen und die Quinoa gar ist. Anschließend vom Herd nehmen und etwas abkühlen lassen.

2. Die gekochte Quinoa, die Kichererbsen, die gewürfelte Gurke, die gewürfelte Paprika, die halbierten Kirschtomaten, die gehackten roten Zwiebeln und die gehackte Petersilie in einer großen Rührschüssel vermischen.

3. Zitronensaft, Olivenöl, Salz und Pfeffer verrühren und in einer kleinen Schüssel das Dressing zubereiten.

4. Das Dressing über den Quinoa-Salat gießen und verrühren, bis alles gleichmäßig bedeckt ist.

5. Streuen Sie bei Bedarf zerbröckelten Feta-Käse über den Salat.

6. Den Quinoa-Salat sofort servieren oder mindestens 30 Minuten kalt stellen, damit sich die Aromen verbinden können.

Nährwertangaben (pro Portion):

Kalorien: ca. 300 kcal, Protein: 10 g, Fett: 10 g, Kohlenhydrate: 45 g, Ballaststoffe: 8 g, Zucker: 4 g

Gemüsepfanne mit Tofu

Vorbereitungszeit: 15 Minuten.   **Kochzeit: 15 Minuten**

Portionen: Ergibt etwa 4 Portionen

Zutaten:

- 1 Block (14 Unzen) fester Tofu, gepresst und gewürfelt
- 2 Esslöffel Sojasauce
- 1 Esslöffel Sesamöl
- 1 Esslöffel Maisstärke
- 2 Esslöffel Pflanzenöl
- 2 Knoblauchzehen, gehackt
- 1 Teelöffel Ingwer, gerieben
- 1 Zwiebel, in Scheiben geschnitten
- 2 Paprika (jede Farbe), in Scheiben geschnitten
- 2 Tassen Brokkoliröschen
- 1 Tasse geschnittene Pilze
- 1 Tasse Zuckererbsen
- Gekochter Reis oder Nudeln zum Servieren

Anweisungen:

1. Drücken Sie den Tofu zwischen Papiertüchern oder einem sauberen Küchentuch aus, um überschüssige Feuchtigkeit zu entfernen. Schneiden Sie den Tofu in Würfel und geben Sie diese dann in eine Schüssel.
2. In einer kleinen Schüssel Sojasauce, Sesamöl und Maisstärke verrühren. Gießen Sie die Mischung über die Tofuwürfel und vermengen Sie sie, bis sie bedeckt sind. Lassen Sie es etwa 10 Minuten lang marinieren.

3. In einer großen Pfanne Pflanzenöl oder Wok bei mittlerer bis hoher Hitze erhitzen. Die marinierten Tofuwürfel dazugeben und ca. 5–7 Minuten von allen Seiten goldbraun und knusprig braten. Dann den Tofu aus der Pfanne nehmen und beiseite stellen.

4. Gehackten Knoblauch und geriebenen Ingwer in dieselbe Pfanne geben. Etwa 1 Minute lang kochen, bis es duftet.

5. Geschnittene Zwiebeln, Paprika, Brokkoliröschen, geschnittene Pilze und Zuckererbsen in die Pfanne geben. Etwa 5–7 Minuten unter Rühren braten, bis das Gemüse zart-knusprig ist.

6. Geben Sie den gekochten Tofu zurück in die Pfanne und vermischen Sie alles, bis es gut vermischt und durchgewärmt ist.

7. Über gekochtem Reis oder Nudeln die Gemüsepfanne mit Tofu servieren.

Nährwertangaben (pro Portion ohne Reis oder Nudeln):

Kalorien: ca. 250 kcal, Protein: 15 g, Fett: 15 g, Kohlenhydrate: 20 g, Ballaststoffe: 6 g, Zucker: 6 g

Griechischer Joghurt-Hühnersalat

Vorbereitungszeit: 15 Minuten. **Kochzeit: (wenn Hühnchen gekocht wird) 20 Minuten**

Portionen: Ergibt etwa 4 Portionen

Zutaten:

- 2 Hähnchenbrüste ohne Knochen und Haut
- Salz und Pfeffer nach Geschmack
- 1 Tasse griechischer Joghurt
- 2 Esslöffel Zitronensaft
- 1 Teelöffel Dijon-Senf
- 1/4 Tasse gewürfelter Sellerie
- 1/4 Tasse halbierte Weintrauben
- 1/4 Tasse gehackte Walnüsse
- 1 Esslöffel gehackter frischer Dill oder Petersilie
- Salz und Pfeffer nach Geschmack
- Salatblätter bzw Vollkornbrot zum Servieren

Anweisungen:

1. Die Hähnchenbrüste mit Salz und Pfeffer würzen. Erhitzen Sie eine Bratpfanne bei mittlerer Hitze und braten Sie das Hähnchen auf jeder Seite etwa 8–10 Minuten lang oder bis es gar ist. Dann vom Herd nehmen und abkühlen lassen.

2. In einer Rührschüssel griechischen Joghurt, Zitronensaft, Dijon-Senf, gewürfelten Sellerie, halbierte Weintrauben, gehackte Walnüsse und gehackten Dill oder Petersilie vermischen. Rühren, bis alles gut vermischt ist.

3. Sobald das Hähnchen abgekühlt ist, würfeln Sie es in kleine Stücke und geben Sie es zur Joghurtmischung. Mischen, bis das Huhn gleichmäßig mit der Joghurtmischung bedeckt ist.

4. Bei Bedarf abschmecken und mit Pfeffer und Salz nachwürzen.

5. Servieren Sie den griechischen Joghurt-Hühnersalat auf einem Bett aus Salatblättern oder als Sandwichfüllung mit Vollkornbrot.

Nährwertangaben (pro Portion, ohne Brot):

Kalorien: ca. 250 kcal, Protein: 30 g, Fett: 10 g, Kohlenhydrate: 10 g, Ballaststoffe: 1 g, Zucker: 6 g

Quesadillas mit schwarzen Bohnen

Vorbereitungszeit: 10 Minuten.   Kochzeit: 10 Minuten

Portionen: Ergibt etwa 4 Portionen (2 Quesadillas pro Portion)

Zutaten:

- 1 Dose (15 Unzen) schwarze Bohnen, abtropfen lassen und abspülen
- 1 Tasse geriebener Käse (Cheddar, Monterey Jack oder eine Mischung)
- 1/2 Tasse Salsa
- 1/4 Tasse gehackter frischer Koriander (optional)
- 8 kleine Vollkorn- oder Maistortillas
- Kochspray oder Olivenöl zum Einfetten der Pfanne

Anweisungen:

1. In einer Rührschüssel die schwarzen Bohnen mit einer Gabel oder einem Kartoffelstampfer zerdrücken, bis eine stückige Paste entsteht.
2. Verteilen Sie etwa 2 Esslöffel Salsa auf einer Seite jeder Tortilla.
3. Verteilen Sie die zerdrückten schwarzen Bohnen gleichmäßig auf vier Tortillas und verteilen Sie sie auf der Salsa.
4. Streuen Sie auf jeder Tortilla geriebenen Käse über die schwarzen Bohnen.
5. Wenn Sie Koriander verwenden, streuen Sie etwas gehackten Koriander über den Käse.
6. Belegen Sie jede fertige Tortilla mit einer weiteren Tortilla, sodass eine Quesadilla entsteht.
7. Bei mittlerer Hitze eine Bratpfanne oder eine große Pfanne erhitzen. Fetten Sie die Pfanne leicht mit Kochspray oder Olivenöl ein.
8. Legen Sie die Quesadillas in die Pfanne und kochen Sie sie auf jeder Seite etwa 2–3 Minuten lang oder bis die Tortillas goldbraun sind und der Käse geschmolzen ist.
9. Nehmen Sie die Quesadillas aus der Pfanne und lassen Sie sie eine Minute abkühlen, bevor Sie sie in Spalten schneiden.

10. Servieren Sie die Quesadillas mit schwarzen Bohnen warm und auf Wunsch mit zusätzlicher Salsa, Guacamole oder Sauerrahm als Beilage.

Nährwertangaben (pro Portion, 2 Quesadillas):
Kalorien: ca. 350 kcal, Protein: 15 g, Fett: 12 g, Kohlenhydrate: 48 g, Ballaststoffe: 10 g, Zucker: 2 g

Mediterrane Gemüse-Wraps

Vorbereitungszeit: 15 Minuten.　　**Portionen: Ergibt etwa 4 Wraps**

Zutaten:

- 4 Vollkorn-Wraps oder Tortillas
- 1 Tasse Hummus
- 1 Gurke, in dünne Scheiben geschnitten
- 1 Tomate, in dünne Scheiben geschnitten
- 1/2 rote Zwiebel, in dünne Scheiben geschnitten
- 1/2 Tasse zerbröselter Feta-Käse
- 1/4 Tasse geschnittene schwarze Oliven
- Frische Petersilie bzw Basilikumblätter zum Garnieren (optional)

Anweisungen:

1. Legen Sie die Tortillas oder Vollkorn-Wraps auf eine saubere Oberfläche.
2. Verteilen Sie etwa 1/4 Tasse Hummus gleichmäßig auf jedem Wrap.
3. Gurkenscheiben, Tomatenscheiben, rote Zwiebelscheiben, zerbröckelten Feta-Käse und geschnittene schwarze Oliven auf den Hummus jedes Wraps legen.
4. Nach Belieben frische Petersilie oder Basilikumblätter über das Gemüse streuen.
5. Rollen Sie jeden Wrap fest auf und falten Sie dabei die Seiten ein, sodass ein Wrap entsteht.

6. Schneiden Sie nach Belieben jeden Wrap vor dem Servieren diagonal in zwei Hälften.

Nährwertangaben (pro Packung):

Kalorien: ca. 300 kcal, Protein: 10 g, Fett: 12 g, Kohlenhydrate: 40 g, Ballaststoffe: 8 g, Zucker: 4 g

Truthahn-Avocado-Wrap

Vorbereitungszeit: 10 Minuten. Wraps

Portionen: Ergibt etwa 2

Zutaten:

- 4 Scheiben Feinkost-Putenbrust
- 1 reife Avocado, in Scheiben geschnitten
- 1/2 Tasse zerkleinerte Salat- oder Spinatblätter
- 1/4 Tasse geschnittene Gurke
- 1/4 Tasse geschnittene Paprika (jede Farbe)

- 2 Vollkorn-Wraps oder Tortillas
- 2 Esslöffel Hummus oder Senf (optional)
- Salz und Pfeffer nach Geschmack

Anweisungen:

1. Legen Sie die Tortillas oder Vollkorn-Wraps auf eine saubere Oberfläche.
2. Wenn Sie es verwenden, verteilen Sie 1 Esslöffel Hummus oder Senf auf jedem Wrap und lassen Sie an den Rändern einen Rand von etwa 2,5 cm frei.
3. Auf jeden Wrap 2 Scheiben Feinkost-Putenbrust legen.
4. Avocadoscheiben, zerkleinerte Salat- oder Spinatblätter, Gurkenscheiben und Paprikascheiben gleichmäßig auf dem Truthahn auf jedem Wrap verteilen.

5. Mit Salz und Pfeffer abschmecken.

6. Rollen Sie jeden Wrap fest auf und falten Sie dabei die Seiten ein, sodass ein Wrap entsteht.

7. Schneiden Sie nach Belieben jeden Wrap vor dem Servieren diagonal in zwei Hälften.

Nährwertangaben (pro Packung):

Kalorien: ca. 250 kcal, Protein: 15 g, Fett: 10 g, Kohlenhydrate: 30 g, Ballaststoffe: 8 g, Zucker: 2 g

Mit Quinoa gefüllte Paprika

Vorbereitungszeit: 15 Minuten.　　　**Kochzeit: 35 Minuten**

Portionen: Ergibt etwa 4 gefüllte Paprika

Zutaten:

- 4 große Paprika (jede Farbe)
- 1 Tasse Quinoa, abgespült
- 2 Tassen Gemüsebrühe oder Wasser
- (15 Unzen) 1 Dose schwarze Bohnen, abgetropft und abgespült
- 1 Tasse Maiskörner (frisch, gefroren oder aus der Dose)
- 1 Tasse gewürfelte Tomaten (frisch oder aus der Dose)
- 1/2 Tasse gewürfelte Zwiebel
- 2 Knoblauchzehen, gehackt
- 1 Teelöffel gemahlener Kreuzkümmel
- 1 Teelöffel Chilipulver
- Salz und Pfeffer nach Geschmack
- 1 Tasse geriebener Käse (Cheddar, Monterey Jack oder eine Mischung)
- Gehackter frischer Koriander oder Petersilie zum Garnieren (optional)

Anweisungen:

1. Heizen Sie den Backofen auf 375 °F (190 °C) vor. Eine Auflaufform mit Öl bestreichen, die groß genug ist, um die gefüllten Paprika aufzunehmen.
2. Schneiden Sie dann die Oberseite der Paprika ab und entfernen Sie die Kerne und Membranen. Schneiden Sie bei Bedarf ein kleines Stück von der Unterseite jeder Paprika ab, damit sie aufrecht in der Auflaufform steht.
3. Kombinieren Sie Quinoa und Gemüsebrühe oder Wasser in einem mittelgroßen Topf. Zum Kochen bringen, dann die Hitze reduzieren, abdecken und 15 bis 20 Minuten köcheln lassen, oder bis die Quinoa gar ist und die Flüssigkeit aufgesogen ist.
4. In einer großen Rührschüssel gekochtes Quinoa, schwarze Bohnen, Maiskörner, gewürfelte Tomaten, gewürfelte Zwiebeln, gehackten Knoblauch, gemahlenen Kreuzkümmel, Chilipulver, Salz und Pfeffer vermischen. Rühren, bis alles gut vermischt ist.
5. Füllen Sie jede Paprika mit der Quinoa-Mischung und drücken Sie sie vorsichtig hinein. Stellen Sie die gefüllten Paprika aufrecht in die vorbereitete Auflaufform.
6. Decken Sie die Auflaufform mit Aluminiumfolie ab und backen Sie sie im vorgeheizten Ofen 25 bis 30 Minuten lang oder bis die Paprika weich sind.
7. Entfernen Sie die Folie von der Auflaufform und streuen Sie geriebenen Käse über die gefüllten Paprikaschoten. Die Auflaufform wieder in den Ofen stellen und weitere 5–7 Minuten backen, oder bis der Käse geschmolzen ist und Blasen bildet.
8. Die gefüllten Paprikaschoten aus dem Ofen nehmen und vor dem Servieren einige Minuten abkühlen lassen.
9. Bei Bedarf vor dem Servieren mit gehacktem frischem Koriander oder Petersilie garnieren.

Nährwertangaben (pro gefüllter Paprika):

Kalorien: ca. 350 kcal, Protein: 15 g, Fett: 10 g, Kohlenhydrate: 50 g, Ballaststoffe: 12 g, Zucker: 6 g

Lachs- und Quinoa-Bowl

Vorbereitungszeit: 15 Minuten.   **Kochzeit: 20 Minuten**

Portionen: Ergibt etwa 4 Schüsseln

Zutaten:

- 1 Tasse Quinoa, abgespült
- 2 Tassen Wasser oder Gemüsebrühe
- 4 Lachsfilets (je etwa 4–6 Unzen)
- Salz und Pfeffer nach Geschmack
- 2 Esslöffel Olivenöl
- 4 Tassen gemischtes Grün (Spinat, Grünkohl, Rucola usw.)
- 1 Gurke, in Scheiben geschnitten
- 1 Avocado, in Scheiben geschnitten
- 1/4 Tasse gewürfelte rote Zwiebel
- 1/4 Tasse zerbröselter Feta-Käse (optional)
- Zitronenschnitze zum Servieren
- Ihr Lieblingsdressing (optional)

Anweisungen:

1. In einem mittelgroßen Topf Quinoa und Wasser oder Gemüsebrühe vermischen. Zum Kochen bringen, dann die Hitze reduzieren, abdecken und 15 bis 20 Minuten köcheln lassen, oder bis die Quinoa gar ist und die Flüssigkeit aufgesogen ist. Anschließend vom Herd nehmen und mit einer Gabel auflockern.
2. Während die Quinoa kocht, heizen Sie Ihren Backofen auf 400 °F (200 °C) vor und legen Sie dann ein Backblech mit Aluminiumfolie oder Pergamentpapier aus.
3. Die Lachsfilets auf das vorbereitete Backblech legen, mit Olivenöl beträufeln und mit Pfeffer und Salz abschmecken.
4. Backen Sie den Lachs im vorgeheizten Ofen 12–15 Minuten lang oder bis er gar und flockig ist.
5. Verteilen Sie die gekochte Quinoa gleichmäßig auf vier Schüsseln.

6. Belegen Sie jede Schüssel mit gemischtem Gemüse, Gurkenscheiben, Avocadoscheiben, gewürfelten roten Zwiebeln und ggf. zerbröckeltem Feta-Käse.

7. Auf jede Schüssel ein gebackenes Lachsfilet legen.

8. Servieren Sie die Lachs- und Quinoa-Schalen mit Zitronenschnitzen zum Auspressen darüber und Ihrem Lieblingsdressing als Beilage, falls gewünscht.

Nährwertangaben (pro Schüssel, ohne Dressing):

Kalorien: ca. 400 kcal, Protein: 30 g, Fett: 20 g, Kohlenhydrate: 25 g, Ballaststoffe: 8 g, Zucker: 2 g

Gemüselinsensuppe

Vorbereitungszeit: 15 Minuten. Kochzeit: 40 Minuten.

Portionen: 6

Zutaten:

- 1 Tasse trockene Linsen, abgespült und abgetropft
- 1 Esslöffel Olivenöl
- 1 Zwiebel, gehackt
- 2 Karotten, gewürfelt
- 2 Selleriestangen, gewürfelt
- 2 Knoblauchzehen, gehackt
- 1 Teelöffel gemahlener Kreuzkümmel
- 1 Teelöffel gemahlener Koriander
- 1/2 Teelöffel geräuchertes Paprikapulver
- 1/2 Teelöffel getrockneter Thymian
- 6 Tassen Gemüsebrühe oder Wasser
- (14 Unzen) 1 Dose gewürfelte Tomaten mit Saft
- 2 Tassen gehackter Spinat oder Grünkohl
- Salz und Pfeffer nach Geschmack
- Frische Zitronenspalten zum Servieren
- Gehackte frische Petersilie zum Garnieren (optional)

Anweisungen:

1. Bei mittlerer Hitze das Olivenöl in einem großen Topf oder Schmortopf erhitzen. Fügen Sie die gewürfelten Karotten, den gewürfelten Sellerie und die gehackte Zwiebel hinzu. Unter gelegentlichem Rühren etwa 5–7 Minuten kochen lassen oder bis das Gemüse weich ist.
2. Den gehackten Knoblauch, den gemahlenen Kreuzkümmel, den gemahlenen Koriander, das geräucherte Paprikapulver und den getrockneten Thymian in den Topf geben. Unter ständigem Rühren kochen, bis es duftet, etwa 1 Minute lang.
3. Geben Sie die abgespülten und abgetropften Linsen zusammen mit der Gemüsebrühe oder dem Wasser und den gewürfelten Tomaten mit ihren Säften in den Topf. Zum Kombinieren umrühren.
4. Bringen Sie die Suppe zum Kochen, reduzieren Sie dann die Hitze, decken Sie sie ab und lassen Sie sie etwa 30 Minuten lang köcheln, bis die Linsen weich sind.
5. Den gehackten Spinat oder Grünkohl hinzufügen und weitere 5 Minuten köcheln lassen, oder bis das Grün welk ist.
6. Die Suppe mit Pfeffer und Salz abschmecken.
7. Die Gemüse-Linsensuppe heiß servieren, nach Belieben mit frischen Zitronenspalten und gehackter Petersilie garniert.

Nährwertangaben (pro Portion):

Kalorien: ca. 200 kcal, Protein: 10 g, Fett: 3 g, Kohlenhydrate: 35 g, Ballaststoffe: 10 g, Zucker: 5 g

Kichererbsensalat-Sandwiches

Vorbereitungszeit: 10 Minuten.

Portionen: Ergibt etwa 4 Sandwiches

Zutaten:

- 1 Dose (15 Unzen) Kichererbsen (Kichererbsen), abtropfen lassen und abspülen
- 1/4 Tasse gewürfelte rote Zwiebel
- 1/4 Tasse gewürfelter Sellerie
- 1/4 Tasse gewürfelte Paprika (jede Farbe)
- 2 Esslöffel gehackte frische Petersilie oder Koriander
- Salatblätter, Tomatenscheiben und/oder Avocadoscheiben zum Servieren (optional)
- 1/4 Tasse Mayonnaise oder vegane Mayonnaise
- 1 Esslöffel Dijon-Senf
- 1 Esslöffel Zitronensaft
- Salz und Pfeffer nach Geschmack
- 8 Scheiben Vollkornbrot

Anweisungen:

1. In einer mittelgroßen Rührschüssel die Kichererbsen mit einer Gabel oder einem Kartoffelstampfer zerdrücken, bis sie größtenteils zerkleinert sind.
2. Geben Sie die gewürfelte rote Zwiebel, den gewürfelten Sellerie, die gewürfelte Paprika und die gehackte frische Petersilie oder den Koriander in die Schüssel mit dem Kichererbsenpüree.
3. In einer kleinen Schüssel Mayonnaise, Dijon-Senf und Zitronensaft gut vermischen.
4. Gießen Sie die Mayonnaise-Mischung über die Kichererbsenmischung in der Schüssel. Rühren, bis alles gleichmäßig bedeckt ist. Und mit Pfeffer und Salz abschmecken.
5. Nach Belieben die Vollkornbrotscheiben rösten.

6. Den Kichererbsensalat gleichmäßig auf 4 Brotscheiben verteilen. Jeweils mit Salatblättern, Tomatenscheiben, Avocadoscheiben oder anderen gewünschten Belägen belegen.

7. Um Sandwiches zu formen, legen Sie die restlichen Brotscheiben darauf.

8. Servieren Sie die Kichererbsensalat-Sandwiches sofort oder wickeln Sie sie fest in Plastikfolie oder Folie ein und stellen Sie sie bis zum Servieren in den Kühlschrank.

Nährwertangaben (pro Sandwich):

Kalorien: ca. 300 kcal, Protein: 10 g, Fett: 10 g, Kohlenhydrate: 40 g, Ballaststoffe: 8 g, Zucker: 5 g

Pita-Brot-Pizza

Vorbereitungszeit: 10 Minuten.   Kochzeit: 10 Minuten

Portionen: Ergibt etwa 4 Portionen (2 Fladenbrotpizzas pro Portion)

Zutaten:

- 4 Vollkorn-Pita-Brot-Runden
- 1 Tasse Pizzasauce oder Marinara-Sauce
- 1 Tasse geriebener Mozzarella-Käse
- Belag nach Wahl
  (wie geschnittenes Gemüse, gekochtes Fleisch, Oliven usw.)
- Olivenöl zum Bestreichen (optional)
- Italienisches Gewürz oder getrockneter Oregano zum Bestreuen (optional)

Anweisungen:

1. Heizen Sie Ihren Backofen auf 425 °F (220 °C) vor. Und dann ein Backblech mit Backpapier oder Aluminiumfolie auslegen.

2. Legen Sie die Fladenbrotscheiben auf das vorbereitete Backblech.

3. Verteilen Sie etwa 1/4 Tasse Marinara-Sauce oder Pizzasauce gleichmäßig auf jeder Fladenbrotrunde und lassen Sie an den Rändern einen kleinen Rand frei.

4. Streuen Sie geriebenen Mozzarella-Käse über die Soße auf jede Fladenbrotrunde.

5. Fügen Sie über der Käseschicht Toppings Ihrer Wahl hinzu.

6. Wenn Sie möchten, bestreichen Sie die Ränder der Fladenbrotscheiben leicht mit Olivenöl, um ihnen mehr Geschmack und Knusprigkeit zu verleihen.

7. Streuen Sie bei Bedarf italienische Gewürze oder getrockneten Oregano über die Pizzen, um ihnen zusätzlichen Geschmack zu verleihen.

8. Backen Sie die Fladenbrot-Pizzen im vorgeheizten Ofen 8–10 Minuten lang oder bis der Käse geschmolzen ist und Blasen bildet und die Ränder des Fladenbrots knusprig sind.

9. Nehmen Sie die Pizzen aus dem Ofen und lassen Sie sie vor dem Schneiden eine Minute lang abkühlen.

10. Servieren Sie die Fladenbrotpizzas heiß und genießen Sie es!

Nährwertangaben (pro Portion, 2 Fladenbrotpizzas):

Kalorien: ca. 300 kcal, Protein: 15 g, Fett: 10 g, Kohlenhydrate: 35 g, Ballaststoffe: 5 g, Zucker: 3 g

Asiatische Nudel-Salat

Vorbereitungszeit: 15 Minuten.   **Kochzeit: 10 Minuten.**

Portionen: 4

Zutaten:

- 8 Unzen Nudeln Ihrer Wahl
  (wie Spaghetti, Reisnudeln oder Soba-Nudeln)
- 2 Tassen geraspelter Kohl oder Krautsalatmischung
- 1 große Karotte, julieniert oder gerieben
- 1 Paprika (beliebige Farbe), in dünne Scheiben geschnitten

- 1 Gurke, in dünne Scheiben geschnitten
- 2 Frühlingszwiebeln, in dünne Scheiben geschnitten
- 1/4 Tasse gehackter frischer Koriander oder Petersilie
- 1/4 Tasse gehackte Cashewnüsse oder Erdnüsse (optional, zum Garnieren)
- Sesamsamen zum Garnieren (optional)

Für das Dressing:

- 1/4 Tasse Sojasauce oder Tamari
- 2 Esslöffel Reisessig oder Apfelessig
- 1 Esslöffel Sesamöl
- 1 Esslöffel Honig oder Ahornsirup
- 2 Knoblauchzehen, gehackt
- 1 Teelöffel geriebener Ingwer
- 1 Esslöffel Sriracha- oder Chili-Knoblauch-Sauce (optional, je nach Geschmack anpassen)

Anweisungen:

1. Die Nudeln nach Packungsanweisung al dente kochen. Um den Kochvorgang zu stoppen, lassen Sie es abtropfen und spülen Sie es unter kaltem Wasser ab. Beiseite legen.

2. In einer großen Rührschüssel die geraspelte Kohl- oder Krautsalatmischung, Julienne-Karotten, geschnittene Paprika, geschnittene Gurken, geschnittene Frühlingszwiebeln und gehackten Koriander oder Petersilie vermischen.

3. In einer kleinen Schüssel Sojasauce oder Tamari, Reisessig oder Apfelessig, Sesamöl, Honig oder Ahornsirup, gehackten Knoblauch, geriebenen Ingwer und Sriracha- oder Chili-Knoblauchsauce (falls verwendet) verrühren, um das Dressing zuzubereiten.

4. Die gekochten Nudeln mit dem Gemüse in die Schüssel geben.

5. Gießen Sie das Dressing über die Nudeln und das Gemüse und vermischen Sie alles, bis alles gut vermischt und gleichmäßig mit dem Dressing bedeckt ist.

6. Den asiatischen Nudelsalat nach Belieben mit gehackten Erdnüssen oder Cashewnüssen und Sesamkörnern garnieren.

7. Servieren Sie den Salat sofort oder stellen Sie ihn vor dem Servieren einige Stunden in den Kühlschrank, damit sich die Aromen vermischen können.

Nährwertangaben (pro Portion):

Kalorien: ca. 300 kcal, Protein: 8 g, Fett: 7 g, Kohlenhydrate: 50 g, Ballaststoffe: 6 g, Zucker: 10 g

Thunfischsalat-Salat-Wraps

Vorbereitungszeit: 15 Minuten.

Portionen: Ergibt etwa 4 Salat-Wraps

Zutaten:

- 2 Dosen (je 5 Unzen) Thunfisch, abgetropft
- 1/4 Tasse Mayonnaise
- 1 Esslöffel Dijon-Senf
- 1 Selleriestange, fein gehackt
- 1/4 Tasse rote Zwiebel, fein gehackt
- 1 Esslöffel frischer Zitronensaft
- Salz und Pfeffer nach Geschmack
- 4 große Salatblätter (wie Eisberg oder Romaine)
- 1 Tomate, gewürfelt
- 1/2 Gurke, in Scheiben geschnitten
- Avocadoscheiben zum Garnieren (optional)
- Frische Petersilie oder Koriander zum Garnieren (optional)

Anweisungen:

1. In einer mittelgroßen Rührschüssel den abgetropften Thunfisch, die Mayonnaise, den Dijon-Senf, den gehackten Sellerie, die gehackten roten Zwiebeln und den frischen Zitronensaft vermischen. Mischen, bis alles gut vermischt ist.
2. Und den Thunfischsalat mit Salz und Pfeffer abschmecken. Passen Sie die Gewürze nach Ihrem Geschmack an.
3. Anschließend legen Sie die großen Salatblätter auf einer sauberen Oberfläche aus.
4. In die Mitte jedes Salatblatts die Thunfischsalatmischung geben.
5. Den Thunfischsalat mit gewürfelten Tomaten und Gurkenscheiben belegen.

6. Nach Belieben mit Avocadoscheiben, frischer Petersilie oder Koriander garnieren.
7. Falten Sie die Seiten der Salatblätter über den Thunfischsalat, sodass ein Wrap entsteht.
8. Die Thunfischsalat-Wraps sofort servieren.

Nährwertangaben (pro Salatwickel):

Kalorien: ca. 150 kcal, Protein: 15 g, Fett: 8 g, Kohlenhydrate: 5 g, Ballaststoffe: 2 g, Zucker: 2 g

Gemüse-Hummus-Teller

Vorbereitungszeit: 15 Minuten.   **Portionen: Ergibt etwa 2 Teller**

Zutaten:

- 1 Tasse Hummus (im Laden gekauft oder selbstgemacht)
- Verschiedenes frisches Gemüse
  (wie Karotten, Gurken, Paprika, Kirschtomaten, Sellerie und Radieschen), gewaschen und in Scheiben geschnitten
- Vollkorncracker oder Fladenbrot, in Spalten geschnitten
- Oliven und Gurken zum Garnieren (optional)
- Frische Kräuter zum Garnieren (optional)

Anweisungen:

1. Wenn Sie im Laden gekauften Hummus verwenden, geben Sie ihn in eine Servierschüssel und stellen Sie ihn beiseite. Wenn Sie hausgemachten Hummus zubereiten, bereiten Sie ihn nach Ihrem bevorzugten Rezept zu und geben Sie ihn in eine Servierschüssel.
2. Waschen und schneiden Sie das ausgewählte frische Gemüse Ihrer Wahl. Ordnen Sie sie auf einem großen Teller oder einer Platte an und lassen Sie in der Mitte Platz für die Hummusschale.
3. Stellen Sie die Schüssel mit Hummus in die Mitte des Tellers.

4. Ordnen Sie die Vollkorncracker oder Fladenbrotspalten an den Rändern des Tellers an.

5. Den Teller nach Belieben mit Oliven, Gurken und frischen Kräutern garnieren.

6. Servieren Sie den Gemüse-Hummus-Teller sofort.

Nährwertangaben (pro Portion, einschließlich 1/2 Tasse Hummus):

Kalorien: ca. 300 kcal, Protein: 10 g, Fett: 15 g, Kohlenhydrate: 30 g, Ballaststoffe: 8 g, Zucker: 5 g

Puten- und Gemüsespieße

Vorbereitungszeit: 15 Minuten.   **Kochzeit: 10 Minuten.**

Portionen: 4

Zutaten:

- 1 Pfund Putenbrust (in mundgerechte Stücke geschnitten)
- Verschiedenes Gemüse
  (wie Paprika, Zucchini, Kirschtomaten, rote Zwiebeln und Pilze), in mundgerechte Stücke schneiden
- Holz- oder Metallspieße
- Olivenöl zum Bestreichen
- Salz und Pfeffer nach Geschmack
- Optionale Marinade (z. B. eine Mischung aus Olivenöl, Zitronensaft, Knoblauch und Kräutern)

Anweisungen:

1. Wenn Sie Holzspieße verwenden, weichen Sie diese mindestens 30 Minuten in Wasser ein, damit sie beim Kochen nicht verbrennen.

2. Heizen Sie Ihren Grill oder Ihre Grillpfanne auf mittlere bis hohe Hitze vor.

3. Die Putenstücke und das verschiedene Gemüse abwechselnd mit Truthahn und Gemüse auf die Spieße stecken.

4. Wenn Sie eine Marinade verwenden, streichen Sie diese auf die Spieße oder träufeln Sie sie über die Spieße. Achten Sie dabei darauf, dass alle Stücke bedeckt sind.

5. Die Spieße leicht mit Olivenöl bestreichen und mit Salz und Pfeffer abschmecken.

6. Legen Sie die Spieße auf den vorgeheizten Grill oder die Grillpfanne und braten Sie sie auf jeder Seite etwa 4–5 Minuten lang oder bis der Truthahn gar ist und das Gemüse zart und leicht verkohlt ist.

7. Nehmen Sie die Spieße vom Grill und lassen Sie sie vor dem Servieren einige Minuten ruhen.

8. Servieren Sie die Puten- und Gemüsespieße heiß und genießen Sie!

Nährwertangaben (pro Portion):

Kalorien: ca. 200 kcal, Protein: 25 g, Fett: 5 g, Kohlenhydrate: 10 g, Ballaststoffe: 3 g, Zucker: 5 g

Mit Eiersalat gefüllte Tomaten

Vorbereitungszeit: 15 Minuten.   **Kochzeit: 10 Minuten.**

Portionen: 4

Zutaten:

- 4 große Tomaten
- 6 hartgekochte Eier, geschält und gehackt
- 1/4 Tasse Mayonnaise
- 1 Esslöffel Dijon-Senf
- 1 Esslöffel gehackter frischer Dill (optional)

- Salz und Pfeffer nach Geschmack
- Salatblätter zum Servieren
- Zusätzliche Dillzweige zum Garnieren (optional)

1. Schneiden Sie die Oberseite der Tomaten ab und löffeln Sie vorsichtig die Kerne und das Fruchtfleisch mit einem Löffel heraus, so dass eine hohle Schale übrig bleibt. Entsorgen Sie die Kerne und das Fruchtfleisch oder bewahren Sie sie für eine andere Verwendung auf.

2. Legen Sie die ausgehöhlten Tomaten kopfüber auf ein Papiertuch, um überschüssige Flüssigkeit abtropfen zu lassen, während Sie den Eiersalat zubereiten.

3. In einer mittelgroßen Rührschüssel die gehackten hartgekochten Eier, Mayonnaise, Dijon-Senf, gehackten frischen Dill (falls verwendet), Salz und Pfeffer vermischen. Rühren, bis alles gut vermischt und cremig ist.

4. Drehen Sie die ausgehöhlten Tomaten mit der rechten Seite nach oben, füllen Sie sie jeweils mit der Eiersalatmischung und verteilen Sie sie gleichmäßig auf die Tomaten.

5. Optional: Für zusätzlichen Geschmack und Präsentation jede gefüllte Tomate mit einem Zweig frischem Dill garnieren.

6. Servieren: Salatblätter auf einzelne Servierteller legen und jeweils mit einer gefüllten Tomate belegen.

7. Servieren Sie die mit Eiersalat gefüllten Tomaten sofort als leichte und erfrischende Vorspeise, Beilage oder leichtes Mittagessen.

Nährwertangaben (pro Portion, basierend auf 1 gefüllten Tomate):
Kalorien: ca. 200 kcal, Protein: 12 g, Fett: 14 g, Kohlenhydrate: 7 g, Ballaststoffe: 2 g, Zucker: 4 g

Süßkartoffel- und schwarze Bohnen-Tacos

Vorbereitungszeit: 15 Minuten.   Kochzeit: 25 Minuten
Portionen: Ergibt etwa 4 Portionen (2 Tacos pro Portion)
Zutaten:

- 2 mittelgroße Süßkartoffeln, geschält und in kleine Würfel geschnitten
- (15 Unzen) 1 Dose schwarze Bohnen, abgetropft und abgespült
- 1 Esslöffel Olivenöl
- 1 Teelöffel Chilipulver
- 8 kleine Mais- oder Mehl-Tortillas
- Belag: geriebener Salat, gewürfelte Tomaten, gewürfelte Avocado, gehackter Koriander, Salsa, Limettenspalten usw.
- 1/2 Teelöffel gemahlener Kreuzkümmel
- 1/2 Teelöffel geräuchertes Paprikapulver
- Salz und Pfeffer nach Geschmack

Anweisungen:

1. Heizen Sie Ihren Backofen auf 400 °F (200 °C) vor.
2. Und dann legen Sie die gewürfelten Süßkartoffeln auf ein mit Backpapier ausgelegtes Backblech.
3. Mit Olivenöl beträufeln und mit Chilipulver, gemahlenem Kreuzkümmel, geräuchertem Paprika, Salz und Pfeffer bestreuen. Die Süßkartoffeln gleichmäßig mit den Gewürzen bestreichen.
4. Im vorgeheizten Ofen rösten, bis die Süßkartoffeln zart und leicht gebräunt sind, oder 20 bis 25 Minuten lang, dabei nach der Hälfte der Garzeit umrühren.
5. Während die Süßkartoffeln rösten, erhitzen Sie die schwarzen Bohnen in einem kleinen Topf bei mittlerer Hitze, bis sie durchgewärmt sind. Nach Belieben können Sie die schwarzen Bohnen mit einer Prise Salz und Pfeffer würzen.
6. In einer trockenen Pfanne oder in der Mikrowelle die Tortillas erwärmen, bis sie weich und geschmeidig sind.
7. Die gerösteten Süßkartoffeln und die erwärmten schwarzen Bohnen gleichmäßig auf die Tortillas verteilen.
8. Belegen Sie jeden Taco mit Toppings Ihrer Wahl, zum Beispiel mit geriebenem Salat, gewürfelten Tomaten, gewürfelten Avocados, gehacktem Koriander, Salsa und einem Spritzer frischem Limettensaft.

9. Servieren Sie die Süßkartoffel- und schwarzen Bohnen-Tacos sofort, bei Bedarf mit zusätzlichen Belägen als Beilage.

Nährwertangaben (pro Portion, basierend auf 2 Tacos pro Portion):

Kalorien: ca. 300 kcal, Protein: 8 g, Fett: 6 g, Kohlenhydrate: 55 g, Ballaststoffe: 10 g, Zucker: 8 g

Capresesalat

Vorbereitungszeit: 10 Minuten.
Portionen: Ergibt etwa 4 Portionen
Zutaten:

- 2 große reife Tomaten, in Scheiben geschnitten
- 8 Unzen frischer Mozzarella-Käse, in Scheiben geschnitten
- 1/4 Tasse frische Basilikumblätter
- 2 Esslöffel natives Olivenöl extra
- 1 Esslöffel Balsamico-Essig (optional)
- Salz und Pfeffer nach Geschmack

Anweisungen:

1. Waschen Sie die Tomaten und Basilikumblätter unter kaltem Wasser. Tupfen Sie sie mit Papiertüchern trocken.
2. Den frischen Mozzarella-Käse und die Tomaten in 0,6 cm dicke Scheiben schneiden.
3. Ordnen Sie die Tomatenscheiben leicht überlappend auf einer Servierplatte an.
4. Auf jede Tomatenscheibe eine Scheibe frischen Mozzarella-Käse legen.

5. Frische Basilikumblätter zwischen die Käsescheiben und die Tomate stecken.
6. Das Olivenöl extra vergine gleichmäßig über den Salat träufeln.
7. Bei Bedarf Balsamico-Essig über den Salat träufeln, um ihm zusätzlichen Geschmack zu verleihen.
8. Den Salat mit Salz und Pfeffer abschmecken.
9. Sofort servieren.

Nährwertangaben (pro Portion):

Kalorien: ca. 250 kcal, Protein: 12 g, Fett: 20 g, Kohlenhydrate: 5 g, Ballaststoffe: 1 g, Zucker: 3 g

Hähnchen-Gemüse-Pfanne

Vorbereitungszeit: 15 Minuten.   Kochzeit: 15 Minuten.   Portionen: 4

Zutaten:

- 1 Pfund Hähnchenbrust oder -schenkel ohne Knochen und Haut (450 g), in dünne Scheiben geschnitten
- 2 Esslöffel Sojasauce
- 1 Esslöffel Austernsauce (optional)
- 1 Esslöffel Maisstärke
- 2 Esslöffel Pflanzenöl, geteilt
- 2 Knoblauchzehen, gehackt
- 1 Esslöffel geriebener Ingwer
- 1 Zwiebel, in dünne Scheiben geschnitten
- 2 Tassen gemischtes Gemüse (wie Paprika, Brokkoli, Zuckerschoten, Karotten und Pilze), in dünne Scheiben geschnitten oder gehackt
- Salz und Pfeffer nach Geschmack
- Gekochter Reis oder Nudeln zum Servieren

Anweisungen:

1. In einer Schüssel das dünn geschnittene Hähnchen mit Sojasauce, Austernsauce (falls verwendet) und Maisstärke vermischen. Gut vermischen, um das Huhn gleichmäßig zu bedecken. Mindestens 10 Minuten marinieren lassen.

2. Während das Huhn mariniert, bereiten Sie Knoblauch, Ingwer, Zwiebeln und gemischtes Gemüse vor. Das Gemüse je nach Bedarf in dünne Scheiben schneiden oder hacken.

3. Bei mittlerer bis hoher Hitze 1 Esslöffel Pflanzenöl in einer großen Pfanne oder einem Wok erhitzen.

4. Den gehackten Knoblauch und den geriebenen Ingwer in die Pfanne geben und etwa 30 Sekunden lang anbraten, bis ein angenehmer Duft entsteht.

5. Das marinierte Hähnchen in die Pfanne geben und gleichmäßig verteilen. Lassen Sie es ohne Rühren etwa 1–2 Minuten kochen, um das Hähnchen anzubraten und zu bräunen.

6. Das Hähnchen weitere 2-3 Minuten unter Rühren braten, bis es gar und nicht mehr rosa ist. Nehmen Sie das gekochte Hähnchen aus der Pfanne und legen Sie es beiseite.

7. In derselben Pfanne den restlichen Esslöffel Pflanzenöl bei mittlerer bis hoher Hitze erhitzen.

8. Die geschnittenen Zwiebeln in die Pfanne geben und 2–3 Minuten unter Rühren anbraten, bis sie weich werden.

9. Das gemischte Gemüse in die Pfanne geben und 3-4 Minuten unter Rühren anbraten, bis es zart-knusprig ist. Und zum Abschmecken mit Salz und Pfeffer abschmecken.

10. Geben Sie das gekochte Hähnchen wieder in die Pfanne mit dem Gemüse und vermischen Sie alles, bis es gut vermischt und durchgewärmt ist.

11. Zum Schluss servieren Sie über gekochtem Reis oder Nudeln das gebratene Hähnchen und Gemüse heiß.

Nährwertangaben (pro Portion, ohne Reis oder Nudeln):

Kalorien: ca. 250 kcal, Protein: 25 g, Fett: 10 g, Kohlenhydrate: 15 g, Ballaststoffe: 4 g, Zucker: 5 g

Gemüse-Bohnen-Chili

Vorbereitungszeit: 15 Minuten.   **Kochzeit: 30 Minuten.**

Portionen: 6

Zutaten:

- 1 Esslöffel Olivenöl
- 1 Zwiebel, gewürfelt
- 3 Knoblauchzehen, gehackt
- 1 Paprika, gewürfelt
- 2 Karotten, gewürfelt
- 2 Stangen Sellerie, gewürfelt
- 1 Zucchini, gewürfelt
- 1 Dose (15 Unzen) gewürfelte Tomaten
- 1 Dose (15 Unzen) Kidneybohnen, abtropfen lassen und abspülen
- Optionale Beläge: geriebener Käse, gewürfelte Avocado, gehackter Koriander, Sauerrahm, geschnittene Jalapenos, Limettenspalten usw.
- (15 Unzen) 1 Dose schwarze Bohnen, abgetropft und abgespült
- 2 Tassen Gemüsebrühe
- 2 Esslöffel Tomatenmark
- 2 Teelöffel Chilipulver
- 1 Teelöffel gemahlener Kreuzkümmel
- 1 Teelöffel geräuchertes Paprikapulver
- Salz und Pfeffer nach Geschmack

Anweisungen:

1. Bei mittlerer Hitze das Olivenöl in einem großen Topf oder Schmortopf erhitzen.
2. Die gewürfelte Zwiebel und den gehackten Knoblauch in den Topf geben und 2-3 Minuten anbraten, bis sie weich sind und duften.
3. Zucchini, Karotten, gewürfelte Paprika und Sellerie in den Topf geben. Unter gelegentlichem Rühren weitere 5–6 Minuten kochen lassen, bis das Gemüse weich wird.

4. Tomatenwürfel, Kidneybohnen, schwarze Bohnen, Gemüsebrühe, Tomatenmark, Chilipulver, gemahlenen Kreuzkümmel, geräuchertes Paprikapulver, Salz und Pfeffer unterrühren.

5. Reduzieren Sie die Hitze auf eine niedrige Stufe, bringen Sie das Chili dann zum Köcheln und lassen Sie es zugedeckt 20–25 Minuten köcheln, dabei gelegentlich umrühren, bis das Gemüse zart ist und die Aromen gut vermischt sind.

6. Schmecken Sie das Chili ab und passen Sie die Gewürze je nach Bedarf mit Salz und Pfeffer an.

7. Gemüse und Bohnen-Chili in Schüsseln füllen und heiß servieren.

8. Optionale Toppings:
   Garnieren Sie jede Schüssel Chili mit Toppings Ihrer Wahl, z. B. geriebenem Käse, gewürfelter Avocado, gehacktem Koriander, saurer Sahne, geschnittenen Jalapenos und Limettenspalten.

Nährwertangaben (pro Portion):

Kalorien: ca. 250 kcal, Protein: 10 g, Fett: 3 g, Kohlenhydrate: 45 g, Ballaststoffe: 14 g, Zucker: 8 g

Garnelen-Avocado-Salat

Vorbereitungszeit: 15 Minuten.　　**Kochzeit: 5 Minuten.**

Portionen: 4

Zutaten:

- 450 g mittelgroße Garnelen, geschält und entdarmt
- 2 reife Avocados, gewürfelt
- 1 Tasse Kirschtomaten, halbiert
- 1/4 Tasse rote Zwiebel, in dünne Scheiben geschnitten

- 1/4 Tasse frischer Koriander, gehackt
- Saft von 1 Limette
- 2 Esslöffel natives Olivenöl extra
- Salz und Pfeffer nach Geschmack

- Optional: Gemischter Salat zum Servieren

Anweisungen:

1. Bringen Sie zunächst einen Topf mit Salzwasser zum Kochen.
2. Geben Sie die Garnelen in das kochende Wasser und kochen Sie sie 2 bis 3 Minuten lang, bis sie rosa und undurchsichtig werden.
3. Lassen Sie die gekochten Garnelen abtropfen und spülen Sie sie unter kaltem Wasser ab, um den Garvorgang zu stoppen. Zum Abkühlen beiseite stellen.
4. Während die Garnelen abkühlen, würfeln Sie die reifen Avocados, halbieren Sie die Kirschtomaten, schneiden Sie die rote Zwiebel in dünne Scheiben und hacken Sie den frischen Koriander.
5. In einer großen Rührschüssel die gekochten Garnelen, die gewürfelten Avocados, die halbierten Kirschtomaten, die geschnittenen roten Zwiebeln und den gehackten Koriander vermischen.
6. Das native Olivenöl extra und den Limettensaft über die Salatzutaten träufeln.
7. Mit Salz und Pfeffer abschmecken. Bis alles gut vermischt ist, alles vorsichtig vermengen.
8. Wenn Sie möchten, servieren Sie den Garnelen-Avocado-Salat für zusätzliche Frische und Knusprigkeit auf einem Bett aus gemischtem Salat.
9. Alternativ können Sie den Salat auch pur als leichte und erfrischende Mahlzeit servieren.

Nährwertangaben (pro Portion, ohne Salatblätter):

Kalorien: ca. 300 kcal, Protein: 25 g, Fett: 20 g, Kohlenhydrate: 10 g, Ballaststoffe: 7 g, Zucker: 2 g

Tofu und Gemüsecurry

Vorbereitungszeit: 15 Minuten.   Kochzeit: 25 Minuten.

Portionen: 4

Zutaten:

- 1 Block (14 Unzen) extra fester Tofu,
  gepresst und gewürfelt
- 2 Esslöffel Pflanzenöl
- 1 Zwiebel, gewürfelt
- 3 Knoblauchzehen, gehackt
- 1 Esslöffel geriebener Ingwer
- 2 Esslöffel Currypulver
- 1 Teelöffel gemahlener Kurkuma
- 1 Dose (14 Unzen) Kokosmilch
- 1 Tasse Gemüsebrühe
- 2 Tassen gemischtes Gemüse (wie Paprika, Karotten, Brokkoli und grüne Bohnen), gehackt
- Salz und Pfeffer nach Geschmack
- Gekochter Reis oder Naan-Brot zum Servieren
- Optionale Toppings: Frischer Koriander, Limettenschnitze, geschnittene Frühlingszwiebeln usw.

Anweisungen:

1. Drücken Sie den Tofu aus, um überschüssige Feuchtigkeit zu entfernen, indem Sie ihn in Papiertücher einwickeln und einen schweren Gegenstand (z. B. eine gusseiserne Pfanne) darauf stellen. Lassen Sie es mindestens 10 Minuten lang drücken und schneiden Sie dann den Tofu in Würfel.

2. Bei mittlerer bis hoher Hitze 1 Esslöffel Pflanzenöl in einer großen Pfanne oder einem Wok erhitzen.

3. Die Tofuwürfel in die Pfanne geben und unter gelegentlichem Rühren 5–7 Minuten braten, bis sie von allen Seiten goldbraun und knusprig sind. Nehmen Sie den Tofu aus der Pfanne und legen Sie ihn beiseite.

4. Den restlichen Esslöffel Pflanzenöl bei mittlerer Hitze in derselben Pfanne erhitzen.

5. In die Pfanne die gewürfelte Zwiebel, den gehackten Knoblauch und den geriebenen Ingwer geben. 2 bis 3 Minuten anbraten, bis die Zwiebeln glasig sind und duften.

6. Currypulver und gemahlene Kurkuma einrühren und eine weitere Minute kochen lassen, bis die Gewürze aromatisch sind.

7. Mit Gemüsebrühe und Kokosmilch aufgießen und die Mischung zum Kochen bringen.

8. Das gehackte gemischte Gemüse in die Pfanne geben und umrühren.

9. Decken Sie die Pfanne ab und lassen Sie das Gemüse 10–12 Minuten köcheln, bis es zart, aber noch leicht knusprig ist.

10. Geben Sie die gekochten Tofuwürfel wieder in die Pfanne und rühren Sie sie vorsichtig um, um sie mit der Currysauce und dem Gemüse zu überziehen.

11. Tofu und Gemüsecurry mit Salz und Pfeffer abschmecken.

12. Servieren Sie das Tofu-Gemüse-Curry heiß zu gekochtem Reis oder mit Naan-Brot.

Nährwertangaben (pro Portion, außer Reis oder Naan):

Kalorien: ca. 300 kcal, Protein: 12 g, Fett: 20 g, Kohlenhydrate: 15 g, Ballaststoffe: 5 g, Zucker: 4 g

Quinoa- und schwarzer Bohnensalat

Vorbereitungszeit: 15 Minuten.   **Kochzeit: 15 Minuten.**

Portionen: 4

Zutaten:

- 1 Tasse Quinoa, abgespült
- 2 Tassen Wasser oder Gemüsebrühe
- (15 Unzen) 1 Dose schwarze Bohnen, abgetropft und abgespült

- 1 Tasse Maiskörner (frisch, gefroren oder aus der Dose)
- 1 Paprika, gewürfelt
- 1/4 Tasse rote Zwiebel, fein gehackt

- 1/4 Tasse frischer Koriander, gehackt
- Saft von 1 Limette
- 2 Esslöffel natives Olivenöl extra
- 1 Teelöffel gemahlener Kreuzkümmel
- Salz und Pfeffer nach Geschmack
- Optionale Beläge: gewürfelte Avocado, zerbröckelter Feta-Käse, geschnittene Frühlingszwiebeln usw.

Anweisungen:

1. Quinoa und Wasser oder Gemüsebrühe in einem mittelgroßen Topf vermischen und bei starker Hitze zum Kochen bringen.

2. Reduzieren Sie die Hitze auf eine niedrige Stufe, decken Sie das Ganze ab und kochen Sie es 15 Minuten lang oder bis die Flüssigkeit aufgesogen und die Quinoa weich ist.

3. Den Topf vom Herd nehmen und abgedeckt 5 Minuten ruhen lassen. Anschließend den Quinoa mit einer Gabel auflockern und auf Zimmertemperatur abkühlen lassen.

4. Während die Quinoa kocht, die schwarzen Bohnen abspülen und abtropfen lassen und die Maiskörner, die gewürfelte Paprika, die fein gehackten roten Zwiebeln und den gehackten frischen Koriander vorbereiten.

5. In einer großen Rührschüssel den gekochten Quinoa, die schwarzen Bohnen, die Maiskörner, die gewürfelte Paprika, die gehackten roten Zwiebeln und den gehackten Koriander vermischen.

6. Das native Olivenöl extra und den Limettensaft über die Salatzutaten träufeln.

7. Den gemahlenen Kreuzkümmel, Salz und Pfeffer über den Salat streuen.

8. Alles vorsichtig vermischen, bis alles gut vermischt ist.

9. Geben Sie den Quinoa- und schwarzen Bohnensalat in eine Servierschüssel oder einen Teller.

10. Wenn Sie möchten, können Sie den Salat mit gewürfelten Avocados, zerbröckeltem Feta-Käse, geschnittenen Frühlingszwiebeln oder anderen optionalen Belägen Ihrer Wahl belegen.

Nährwertangaben (pro Portion):

Kalorien: ca. 250 kcal, Protein: 10 g, Fett: 8 g, Kohlenhydrate: 35 g, Ballaststoffe: 8 g, Zucker: 3 g

Quesadillas mit Pilzen und Spinat

Vorbereitungszeit: 10 Minuten.　　**Kochzeit: 15 Minuten.**

Portionen: 4

Zutaten:

- 8 kleine Mehl-Tortillas
- 2 Tassen Champignons, in Scheiben geschnitten
- 2 Tassen frische Spinatblätter
- 1 Tasse geriebener Käse (wie Cheddar, Mozzarella oder Monterey Jack)

- 1 Esslöffel Olivenöl
- 1 Teelöffel Knoblauchpulver
- Salz und Pfeffer nach Geschmack
- Optionale Toppings: Salsa, Sauerrahm, Guacamole, geschnittene Jalapenos usw.

Anweisungen:

1. Das Olivenöl in einer großen Pfanne bei mittlerer Hitze erhitzen.
2. Die in Scheiben geschnittenen Champignons in die Pfanne geben und 5–6 Minuten braten, bis sie zart und leicht gebräunt sind.
3. Geben Sie die frischen Spinatblätter in die Pfanne und kochen Sie sie weitere 2–3 Minuten lang, bis der Spinat zusammengefallen ist.
4. Die Pilz-Spinat-Mischung mit Knoblauchpulver, Salz und Pfeffer abschmecken. Vom Herd nehmen und beiseite stellen.
5. Legen Sie eine Tortilla auf eine saubere Arbeitsfläche.
6. Streuen Sie gleichmäßig eine Handvoll geriebenen Käse über eine Hälfte der Tortilla.
7. Etwas von der Spinatmischung und den Pilzen über den Käse geben.
8. Und um dann eine Halbmondform zu erhalten, falten Sie die leere Hälfte der Tortilla über die Füllung.
9. Bei mittlerer Hitze eine Bratpfanne oder eine große Pfanne erhitzen.
10. Legen Sie die zusammengesetzte Quesadilla in die Pfanne und kochen Sie sie auf jeder Seite 2–3 Minuten lang, bis die Tortilla goldbraun und knusprig ist und der Käse geschmolzen ist.
11. Wiederholen Sie den Vorgang mit den restlichen Tortillas und der Füllung, bis alle Quesadillas gar sind.

12.Die gekochten Quesadillas in Spalten schneiden und heiß servieren.

13.Auf Wunsch mit optionalen Toppings wie Salsa, Sauerrahm, Guacamole oder geschnittenen Jalapenos als Beilage servieren.

Nährwertangaben (pro Portion, 1 Quesadilla):

Kalorien: ca. 250 kcal, Protein: 10 g, Fett: 12 g, Kohlenhydrate: 25 g, Ballaststoffe: 3 g, Zucker: 2 g

Griechische Hähnchen-Pita-Taschen

Vorbereitungszeit: 15 Minuten. **Kochzeit: 15 Minuten.**

Portionen: 4

Zutaten:

- 450 g Hähnchenbrust ohne Knochen und Haut, in Streifen geschnitten
- 4 Vollkorn-Pita-Brot-Runden
- 1 Tasse griechischer Joghurt
- 1 Gurke, gewürfelt
- 1 Tomate, gewürfelt
- 1/4 Tasse rote Zwiebel, in dünne Scheiben geschnitten
- 1/4 Tasse Kalamata-Oliven, entkernt und gehackt
- 1/4 Tasse zerbröckelter Feta-Käse
- 2 Esslöffel frischer Zitronensaft
- 1 Esslöffel natives Olivenöl extra
- 1 Teelöffel getrockneter Oregano
- Salz und Pfeffer nach Geschmack
- Optionale Beläge: Salatscheiben, Paprikawürfel, Radieschenscheiben usw.

Anweisungen:

1. In einer Schüssel die Hähnchenstreifen mit frischem Zitronensaft, nativem Olivenöl extra, getrocknetem Oregano, Salz und Pfeffer vermischen. Das Huhn gleichmäßig umrühren. Mindestens 15 Minuten marinieren lassen.
2. Bei mittlerer bis hoher Hitze eine Bratpfanne oder Grillpfanne erhitzen
3. Geben Sie die marinierten Hähnchenstreifen in die Pfanne und kochen Sie sie 6–8 Minuten lang oder bis sie gar und von allen Seiten leicht gebräunt sind. Vom Herd nehmen und beiseite stellen.
4. Erwärmen Sie die Fladenbrotscheiben im Toaster, im Ofen oder in der Mikrowelle, bis sie weich und geschmeidig sind.
5. Schneiden Sie jedes Fladenbrot in zwei Hälften, sodass Taschen entstehen.
6. Mischen Sie in einer kleinen Schüssel den griechischen Joghurt und die Gurkenwürfel zu einer Tzatziki-Sauce.
7. Öffnen Sie jede Pita-Tasche und verteilen Sie eine großzügige Menge Tzatziki-Sauce darin.
8. Füllen Sie die Taschen mit gekochten Hähnchenstreifen, gewürfelten Tomaten, geschnittenen roten Zwiebeln, gehackten Kalamata-Oliven, zerbröckeltem Feta-Käse und optionalen Belägen Ihrer Wahl.
9. Servieren Sie die griechischen Hähnchen-Pita-Taschen sofort und geben Sie nach Belieben zusätzliche Tzatziki-Sauce zum Dippen als Beilage dazu.

Nährwertangaben (pro Portion, 1 Pita-Tasche):

Kalorien: ca. 350 kcal, Protein: 30 g, Fett: 10 g, Kohlenhydrate: 35 g, Ballaststoffe: 6 g, Zucker: 5 g

Gemüse-Hummus-Wrap

Vorbereitungszeit: 10 Minuten.   **Portionen: Ergibt 1 Wrap**

Zutaten:

- 1 großer Vollkornweizen oder Spinat-Tortilla-Wrap
- 2 Esslöffel Hummus
- 1/4 Tasse geraspelte Karotten
- 1/4 Tasse geschnittene Gurke
- 1/4 Tasse geschnittene Paprika (jede Farbe)
- 1/4 Tasse Babyspinatblätter
- 1 Esslöffel gehackte frische Petersilie oder Koriander
- Salz und Pfeffer nach Geschmack

Anweisungen:

1. Gurke, Paprika und jedes andere Gemüse, das Sie hinzufügen möchten, waschen und in Scheiben schneiden.
2. Frische Petersilie oder Koriander hacken.
3. Legen Sie dann den Tortilla-Wrap flach auf eine saubere Oberfläche.
4. Verteilen Sie den Hummus gleichmäßig auf der Tortilla und lassen Sie an den Rändern einen kleinen Rand frei.
5. Die geraspelten Karotten, Gurkenscheiben, Paprika und Babyspinatblätter gleichmäßig auf dem Hummus verteilen.
6. Streuen Sie die gehackte frische Petersilie oder den Koriander über das Gemüse.
7. Mit Salz und Pfeffer abschmecken.
8. Rollen Sie den Tortilla-Wrap beginnend an einer Kante fest um die Füllungszutaten und falten Sie dabei die Seiten ein.
9. Rollen Sie weiter, bis Sie die andere Kante erreichen und die Folie verschließen.
10. Den Gemüse-Hummus-Wrap diagonal halbieren, sodass zwei Portionen entstehen.

11. Sofort servieren oder für eine Mahlzeit für unterwegs fest in Plastikfolie oder Aluminiumfolie einwickeln.

Nährwertangaben (pro Packung):

Kalorien: ca. 250 kcal, Protein: 7 g, Fett: 8 g, Kohlenhydrate: 38 g, Ballaststoffe: 8 g, Zucker: 4 g

Salat mit schwarzen Bohnen und Mais

Vorbereitungszeit: 10 Minuten.

Portionen: Ergibt etwa 4 Portionen

Zutaten:

- (15 Unzen) 1 Dose schwarze Bohnen, abgetropft und abgespült
- 1 Tasse Maiskörner (frisch, aus der Dose oder gefroren)
- 1 Paprika, gewürfelt (beliebige Farbe)
- 1/4 Tasse rote Zwiebel, fein gehackt
- 1/4 Tasse frischer Koriander, gehackt
- Saft von 1 Limette
- 2 Esslöffel natives Olivenöl extra
- 1 Teelöffel gemahlener Kreuzkümmel
- Salz und Pfeffer nach Geschmack
- Optionale Beläge: Avocadowürfel, zerbröckelter Fetakäse, geschnittene Frühlingszwiebeln usw.

Anweisungen:

1. Die schwarzen Bohnen abspülen, abtropfen lassen und die Maiskörner vorbereiten (bei frischer oder gefrorener Verwendung).

2. Die Paprika würfeln, die rote Zwiebel fein hacken und den frischen Koriander hacken.

3. In einer großen Rührschüssel die schwarzen Bohnen, die Maiskörner, die gewürfelte Paprika, die gehackten roten Zwiebeln und den gehackten Koriander vermischen.

4. Olivenöl extra vergine und Limettensaft über die Salatzutaten träufeln.

5. Den gemahlenen Kreuzkümmel, Salz und Pfeffer über den Salat streuen.

6. Alles vorsichtig vermischen, bis alles gut vermischt ist.

7. Geben Sie den schwarzen Bohnen-Mais-Salat in eine Servierschüssel oder einen Teller.

8. Wenn Sie möchten, können Sie den Salat mit gewürfelten Avocados, zerbröckeltem Feta-Käse, geschnittenen Frühlingszwiebeln oder anderen optionalen Belägen Ihrer Wahl belegen.

Nährwertangaben (pro Portion):

Kalorien: ca. 200 kcal, Protein: 8 g, Fett: 7 g, Kohlenhydrate: 30 g, Ballaststoffe: 8 g, Zucker: 4 g

ABENDESSEN

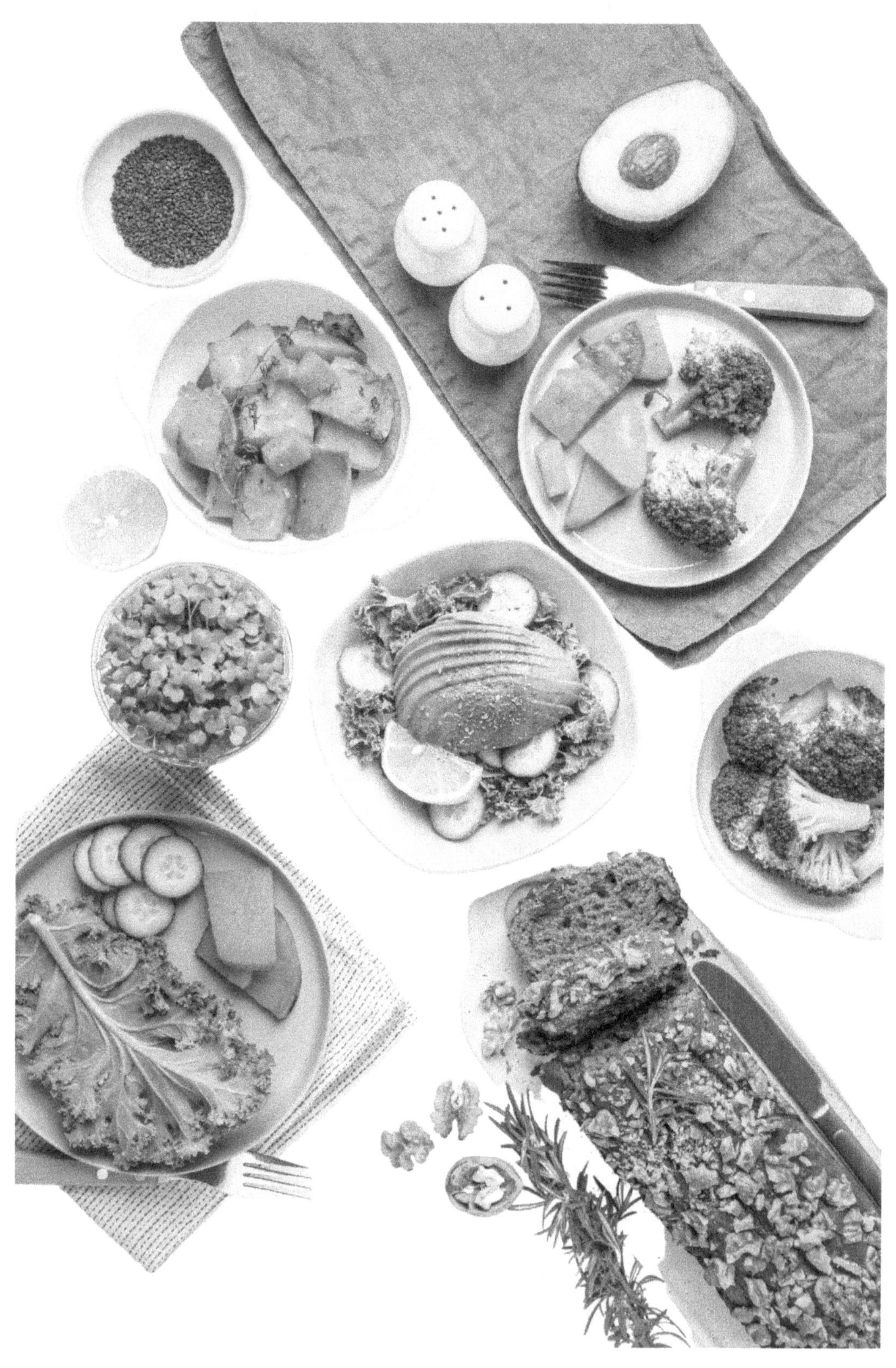

Zitronen-Kräuter-Hähnchen und Gemüse in einer Pfanne

Vorbereitungszeit: 15 Minuten.   **Kochzeit: 35 Minuten.**

Portionen: 4

Zutaten:

- 4 Hähnchenbrustfilets ohne Knochen und Haut
- 2 Esslöffel Olivenöl
- 2 Knoblauchzehen, gehackt
- 1 Teelöffel getrockneter Thymian
- 1 Teelöffel getrockneter Rosmarin
- 1 Teelöffel getrockneter Oregano
- Salz und Pfeffer nach Geschmack

- Saft von 1 Zitrone
- 1 Pfund Babykartoffeln, halbiert
- 2 Tassen Brokkoliröschen
- 1 mittelgroße rote Paprika, in Scheiben geschnitten
- 1 mittelgroße gelbe Paprika, in Scheiben geschnitten
- Optionale Garnitur: Frisch gehackte Petersilie

Anweisungen:

1. Heizen Sie Ihren Backofen auf 400 °F (200 °C) vor.
2. Die Hähnchenbrüste mit der Hälfte des gehackten Knoblauchs, Salz und Pfeffer würzen. Beiseite legen.
3. Bereiten Sie das Gemüse vor: In einer großen Schüssel die halbierten Babykartoffeln, die Brokkoliröschen, die geschnittenen Paprikaschoten, den restlichen gehackten Knoblauch, den getrockneten Thymian, den getrockneten Rosmarin, den getrockneten Oregano, das Olivenöl, Salz und Pfeffer vermischen, bis alles gut bedeckt ist.
4. Stellen Sie die One-Pan-Mahlzeit zusammen: Verteilen Sie das gewürzte Gemüse gleichmäßig auf einem großen Backblech oder einer Bratpfanne. Auf das Gemüse die gewürzten Hähnchenbrüste legen.

5. Backen: Legen Sie das Backblech oder die Bratpfanne in den vorgeheizten Ofen und backen Sie es etwa 30 bis 35 Minuten lang oder bis das Hähnchen gar ist und das Gemüse zart und leicht gebräunt ist.

6. Mit Zitronensaft abschließen: Den Saft einer Zitrone über das gekochte Hähnchen und Gemüse pressen.

7. Nach Belieben mit frisch gehackter Petersilie garnieren und das Zitronenkräuterhähnchen und das Gemüse heiß servieren.

Nährwertangaben (pro Portion):

Kalorien: ca. 300 kcal, Protein: 25 g, Fett: 10 g, Kohlenhydrate: 25 g, Ballaststoffe: 5 g, Zucker: 4 g

Truthahn-Gemüse-Pfanne

Vorbereitungszeit: 15 Minuten.   **Kochzeit: 15 Minuten.**

Portionen: 4

Zutaten:

- 1 Pfund gemahlener Truthahn
- 2 Esslöffel Pflanzenöl
- 3 Knoblauchzehen, gehackt
- 1 Esslöffel Ingwer, gehackt
- 1 Zwiebel, in Scheiben geschnitten
- 1 Paprika, in Scheiben geschnitten (beliebige Farbe)
- 2 Tassen Brokkoliröschen
- 1 Tasse Karotten, julieniert
- 1 Tasse Zuckerschoten
- 1/4 Tasse Sojasauce
- 2 Esslöffel Hoisinsauce
- 1 Esslöffel Sesamöl
- Gekochter Reis oder Nudeln zum Servieren
- Optionale Beilage: Geschnittene Frühlingszwiebeln, Sesam

Anweisungen:

1. Bereiten Sie alle Gemüsesorten wie in der Zutatenliste angegeben vor. Knoblauch und Ingwer fein hacken.

2. Den Truthahn kochen: In einer großen Pfanne oder einem Wok einen Esslöffel Pflanzenöl bei mittlerer bis hoher Hitze erhitzen. Fügen Sie das Putenhackfleisch hinzu und kochen Sie es etwa 5–7 Minuten lang, indem Sie es mit einem Löffel auseinanderbrechen, bis es braun und durchgegart ist. Den gekochten Truthahn aus der Pfanne nehmen und beiseite stellen.

3. In dieselbe Pfanne den restlichen Esslöffel Pflanzenöl geben. Den Ingwer und den gehackten Knoblauch hinzufügen und etwa 30 Sekunden lang kochen, bis es duftet. Die geschnittenen Zwiebeln, Paprika, Brokkoliröschen, Julienne-Karotten und Zuckerschoten in die Pfanne geben. 5 bis 7 Minuten unter Rühren braten, bis das Gemüse zart-knusprig ist.

4. Den gekochten Truthahn mit dem Gemüse wieder in die Pfanne geben. Sojasauce, Hoisinsauce und Sesamöl hinzufügen. Alles etwa 2-3 Minuten lang verrühren, bis alles gut vermischt und durchgewärmt ist.

5. Servieren Sie die Truthahn-Gemüse-Pfanne heiß über gekochtem Reis oder Nudeln. Nach Wunsch mit Sesamkörnern und geschnittenen Frühlingszwiebeln garnieren.

Nährwertangaben (pro Portion ohne Reis oder Nudeln):

Kalorien: ca. 300 kcal, Protein: 25 g, Fett: 15 g, Kohlenhydrate: 15 g, Ballaststoffe: 5 g, Zucker: 6 g

Gebackener Lachs mit geröstetem Gemüse

Vorbereitungszeit: 15 Minuten.　　**Kochzeit: 20 Minuten.**

Portionen: 4

Zutaten:

- 4 Lachsfilets
- 2 Esslöffel Olivenöl
- 1 Teelöffel Zitronenschale
- 2 Esslöffel Zitronensaft
- 2 Knoblauchzehen, gehackt
- 1 Teelöffel getrockneter Dill
- Salz und Pfeffer nach Geschmack
- 1 Pfund Babykartoffeln, halbiert

- 2 Tassen Kirschtomaten
- 1 Zucchini, in Scheiben geschnitten
- 1 gelber Kürbis, in Scheiben geschnitten
- 1 rote Zwiebel, in Scheiben geschnitten
- Frische Petersilie, gehackt (zum Garnieren)

Anweisungen:

1. Heizen Sie Ihren Backofen auf 400 °F (200 °C) vor.
2. Den Lachs marinieren: In einer kleinen Schüssel Olivenöl, Zitronenschale, Zitronensaft, gehackten Knoblauch, getrockneten Dill, Salz und Pfeffer verrühren. Legen Sie die Lachsfilets in eine flache Schüssel und gießen Sie die Hälfte der Marinade darüber. Lassen Sie den Lachs marinieren, während Sie das Gemüse zubereiten.
3. Bereiten Sie das Gemüse vor: In einer großen Schüssel die halbierten Babykartoffeln, Kirschtomaten, geschnittene Zucchini, geschnittenen gelben Kürbis und geschnittene rote Zwiebel mit der restlichen Marinade vermengen, bis sie gut bedeckt sind.
4. Die Form zusammenbauen: Ein Backblech mit Backpapier auslegen. Legen Sie die marinierten Lachsfilets auf eine Seite des Backblechs und verteilen Sie das marinierte Gemüse auf der anderen Seite.

5. Backen: Im vorgeheizten Ofen etwa 20 Minuten backen oder bis der Lachs gar ist und sich mit einer Gabel leicht zerteilen lässt und das Gemüse zart und leicht gebräunt ist.

6. Servieren: Die gebackenen Lachsfilets und das geröstete Gemüse vorsichtig auf Servierteller verteilen. Mit gehackter frischer Petersilie garnieren.

Nährwertangaben (pro Portion):

Kalorien: Ungefähr 350 kcal

Protein: 25 g, Fett: 15 g, Kohlenhydrate: 30 g, Ballaststoffe: 5 g, Zucker: 5 g

Pesto-Zucchini-Nudeln mit gegrilltem Hähnchen

Vorbereitungszeit: 20 Minuten.   **Kochzeit: 15 Minuten.**

Portionen: 4

Zutaten:

- 4 medium zucchini
- 2 Hähnchenbrüste ohne Knochen und Haut
- 2 Esslöffel Olivenöl
- Salz und Pfeffer nach Geschmack
- 1/2 Tasse im Laden gekaufte oder hausgemachte Pestosauce
- Optionale Beilage: geriebener Parmesankäse, frische Basilikumblätter

Anweisungen:

1. Zucchini-Nudeln vorbereiten: Mit einem Spiralschneider oder einem Julienne-Schäler die Zucchini zu Nudeln spiralisieren oder in Julienne schneiden. Wenn Sie möchten, können Sie auch einen Gemüseschäler verwenden, um breitere „Nudeln" zuzubereiten. Beiseite legen.

2. Bei mittlerer bis hoher Hitze einen Grill oder eine Grillpfanne vorheizen und die Hähnchenbrust mit Olivenöl, Salz und Pfeffer würzen. Grillen Sie das

Hähnchen etwa 6 bis 7 Minuten pro Seite oder bis es gar ist und in der Mitte nicht mehr rosa ist. Nehmen Sie es vom Grill und lassen Sie es einige Minuten ruhen, bevor Sie es in Scheiben schneiden.

3. Zucchininudeln kochen: In einer großen Pfanne einen Esslöffel Olivenöl bei mittlerer Hitze erhitzen. Die Zucchininudeln in die Pfanne geben und unter gelegentlichem Wenden 2-3 Minuten anbraten, bis sie gerade weich sind. Achten Sie darauf, nicht zu lange zu kochen, da Zucchininudeln schnell matschig werden können. Vom Herd nehmen.

4. Das Gericht zusammenstellen: Die gekochten Zucchini-Nudeln mit der Pesto-Sauce vermengen, bis sie gut bedeckt sind. Die Pesto-Zucchini-Nudeln auf Servierteller verteilen.

5. Mit gegrilltem Hähnchen servieren: Die gegrillten Hähnchenbrüste in Scheiben schneiden und auf den Pesto-Zucchininudeln anrichten.

6. Nach Belieben mit geriebenem Parmesankäse und frischen Basilikumblättern garnieren. Heiß servieren und genießen!

Nährwertangaben (pro Portion):

Kalorien: ca. 300 kcal, Protein: 25 g, Fett: 18 g, Kohlenhydrate: 10 g, Ballaststoffe: 3 g, Zucker: 5 g.

Kohl Roll-Auflauf

Vorbereitungszeit: 20 Minuten.   **Kochzeit: 1 Stunde.**

Portionen: 6

Zutaten:

- 1 Pfund Rinderhackfleisch (oder gemahlener Truthahn für eine magerere Variante)
- 1 Zwiebel, gewürfelt
- 2 Knoblauchzehen, gehackt
- 1 Tasse ungekochter weißer Reis
- 1 Dose (15 oz) Tomatensauce
- 1 Dose (14,5 oz) gewürfelte Tomaten
- 1 Teelöffel getrockneter Oregano
- 1 Teelöffel getrocknetes Basilikum

- Salz und Pfeffer nach Geschmack
- 1 kleiner Kohlkopf, zerkleinert
- 1 Tasse geriebener Mozzarella-Käse
- (oder ein beliebiger Käse Ihrer Wahl)
- Optionale Garnitur: Gehackte frische Petersilie

Anweisungen:

1. Heizen Sie Ihren Backofen auf 375 °F (190 °C) vor. Fetten Sie dann eine 9 x 13 Zoll große Auflaufform mit Kochspray oder Butter ein.
2. Das Hackfleisch in einer großen Pfanne bei mittlerer Hitze anbraten, bis es braun ist. Gewürfelte Zwiebeln und gehackten Knoblauch dazugeben und ca. 3–4 Minuten kochen, bis die Zwiebel glasig ist. Überschüssiges Fett abtropfen lassen.
3. Bereiten Sie den Reis vor: Während das Hackfleisch kocht, kochen Sie den Reis gemäß den Anweisungen in der Packung. Beiseite legen.
4. Zutaten kombinieren: In einer großen Schüssel die gekochte Hackfleischmischung, gekochten Reis, Tomatensauce, gewürfelte Tomaten (mit ihren Säften), getrockneten Oregano, getrocknetes Basilikum, Salz und Pfeffer vermischen. Mischen, bis alles gut vermischt ist.
5. Den Auflauf schichten: Die Hälfte des zerkleinerten Kohls auf dem Boden der vorbereiteten Auflaufform verteilen. Mit der Hälfte der Fleisch-Reis-Mischung belegen. Mit der restlichen Kohl-Fleisch-Mischung wiederholen.
6. Die Auflaufform mit Alufolie abdecken und dann im vorgeheizten Backofen 45 Minuten backen.
7. Käse hinzufügen: Entfernen Sie die Folie und streuen Sie den geriebenen Mozzarella-Käse gleichmäßig über den Auflauf. Den Auflauf wieder in den Ofen stellen und weitere 15 Minuten backen, oder bis der Käse Blasen bildet und geschmolzen ist.
8. Aus dem Ofen nehmen und den Auflauf vor dem Servieren einige Minuten abkühlen lassen. Nach Belieben mit gehackter frischer Petersilie garnieren.

Nährwertangaben (pro Portion):

Kalorien: ca. 350 kcal, Protein: 20 g, Fett: 15 g, Kohlenhydrate: 30 g, Ballaststoffe: 5 g, Zucker: 8 g

Mit Quinoa gefüllter Eichelkürbis

Vorbereitungszeit: 15 Minuten.   **Kochzeit: 45 Minuten.**

Portionen: 4

Zutaten:

- 2 Eichelkürbis
- 1 Tasse Quinoa, abgespült
- 2 Tassen Gemüsebrühe oder Wasser
- 1 Esslöffel Olivenöl
- 1 Zwiebel, gewürfelt
- 2 Knoblauchzehen, gehackt
- 1 Paprika, gewürfelt
- 1 Zucchini, gewürfelt
- Optionale Toppings: Gehackter frischer Koriander, Avocadoscheiben, Limettenspalten

- 1 Tasse schwarze Bohnen aus der Dose, abtropfen lassen und abspülen
- 1 Teelöffel gemahlener Kreuzkümmel
- 1 Teelöffel Chilipulver
- Salz und Pfeffer nach Geschmack

Anweisungen:

1. Heizen Sie Ihren Backofen auf 375 °F (190 °C) vor.
2. Den Eichelkürbis der Länge nach halbieren und die Kerne herauslöffeln. Anschließend die Kürbishälften mit der Schnittfläche nach unten auf ein mit Backpapier ausgelegtes Backblech legen. Im vorgeheizten Ofen 30–35 Minuten backen oder bis der Kürbis weich ist, wenn man ihn mit einer Gabel einsticht.
3. Quinoa kochen: Während der Kürbis backt, Quinoa und Gemüsebrühe oder Wasser in einem mittelgroßen Topf vermischen. Zum Kochen bringen, dann die Hitze reduzieren, abdecken und 15 bis 20 Minuten köcheln lassen, oder bis die Quinoa gar ist und die Flüssigkeit aufgesogen ist. Den Quinoa mit einer Gabel auflockern und dann beiseite stellen.
4. Bereiten Sie die Füllung vor: Erhitzen Sie Olivenöl in einer großen Pfanne bei mittlerer Hitze. Gewürfelte Zwiebeln dazugeben und ca. 3-4 Minuten glasig dünsten. Den gehackten Knoblauch hinzufügen und eine weitere

Minute kochen, bis er duftet. Gewürfelte Paprika und Zucchini unterrühren und 5-6 Minuten kochen, bis das Gemüse weich ist.

5. Zutaten kombinieren: Gekochte Quinoa, schwarze Bohnen, gemahlenen Kreuzkümmel, Chilipulver, Salz und Pfeffer in die Pfanne mit dem Gemüse geben. Gut umrühren und weitere 2-3 Minuten kochen lassen, bis alles durchgewärmt ist.

6. Füllen Sie den Kürbis: Sobald die Kürbishälften gar sind, drehen Sie sie um, sodass die Schnittseite nach oben zeigt. Füllen Sie jede Kürbishälfte mit der Quinoa-Gemüse-Mischung und drücken Sie sie leicht nach unten, um die Füllung zu verdichten.

7. Zurück in den Ofen: Geben Sie die gefüllten Kürbishälften zurück in den Ofen und backen Sie sie weitere 10–15 Minuten lang oder bis sie durchgeheizt sind.

8. Aus dem Ofen nehmen und vor dem Servieren etwas abkühlen lassen. Nach Belieben mit gehacktem frischem Koriander, Avocadoscheiben und Limettenschnitzen garnieren.

Nährwertangaben (pro Portion):

Kalorien: ca. 350 kcal, Protein: 12 g, Fett: 7 g, Kohlenhydrate: 65 g, Ballaststoffe: 12 g, Zucker: 5 g

Mit Pilzen und Spinat gefüllte Hähnchenbrust

Vorbereitungszeit: 20 Minuten. **Kochzeit: 30 Minuten.**

Portionen: 4

Zutaten:

- 4 Hähnchenbrustfilets ohne Knochen und Haut
- 2 Tassen frische Spinatblätter, gehackt
- 1 Tasse Champignons, fein gehackt
- 1/2 Tasse geriebener Mozzarella-Käse
- 2 Knoblauchzehen, gehackt
- 1 Esslöffel Olivenöl
- Salz und Pfeffer nach Geschmack
- Zahnstocher oder Küchengarn zum Befestigen

Anweisungen:

1. Heizen Sie Ihren Backofen auf 375 °F (190 °C) vor.
2. Legen Sie die Hähnchenbrust flach auf ein Schneidebrett. Schneiden Sie mit einem scharfen Messer vorsichtig eine Tasche in jede Hähnchenbrust und achten Sie darauf, dass Sie nicht ganz durchschneiden. Und würzen Sie die Innenseite jeder Tasche mit Pfeffer und Salz.
3. Olivenöl in einer Pfanne bei mittlerer Hitze erhitzen. Den gehackten Knoblauch dazugeben und etwa 1 Minute kochen, bis er duftet. Gehackte Pilze hinzufügen und 3-4 Minuten kochen lassen, bis sie ihre Feuchtigkeit abgeben und anfangen zu bräunen. Den gehackten Spinat unterrühren und kochen, bis er zusammengefallen ist. Vom Herd nehmen und etwas abkühlen lassen.
4. Füllen Sie das Hähnchen: Füllen Sie jede Hähnchenbrust mit der Pilz-Spinat-Mischung und streuen Sie dann geriebenen Mozzarella-Käse darüber. Sichern Sie die Taschen mit Zahnstochern oder Küchengarn.
5. Hähnchen kochen: Die gefüllten Hähnchenbrüste in eine mit Kochspray eingesprühte Auflaufform legen. Und dann im vorgeheizten Ofen 25–30

Minuten backen, oder bis das Hähnchen gar ist und der Käse Blasen bildet und geschmolzen ist.

6. Servieren: Vor dem Servieren Zahnstocher oder Bindfaden entfernen. Nach Belieben mit frischen Kräutern garnieren. Heiß servieren mit Ihrer Lieblingsbeilage, zum Beispiel geröstetem Gemüse oder Kartoffelpüree.

Nährwertangaben (pro Portion):

Kalorien: ca. 250 kcal, Protein: 30 g, Fett: 10 g, Kohlenhydrate: 5 g, Ballaststoffe: 2 g, Zucker: 2 g

Gebackenes Huhn Parmesan

Vorbereitungszeit: 15 Minuten. **Kochzeit: 25 Minuten.**

Portionen: 4

Zutaten:

- 4 Hähnchenbrustfilets ohne Knochen und Haut
- 1 Tasse Semmelbrösel (einfach oder italienisch gewürzt)
- 1/2 Tasse geriebener Parmesankäse
- 1 Teelöffel getrocknetes Basilikum
- 1 Teelöffel getrockneter Oregano
- 1/2 Teelöffel Knoblauchpulver
- Salz und Pfeffer nach Geschmack
- 2 große Eier
- 1 Tasse Marinara-Sauce
- 1 Tasse geriebener Mozzarella-Käse
- Kochspray oder Olivenöl zum Einfetten

Anweisungen:

1. Heizen Sie Ihren Backofen auf 400 °F (200 °C) vor. Eine Auflaufform mit Olivenöl oder Kochspray einfetten und beiseite stellen.

2. In einer flachen Schüssel Semmelbrösel, geriebenen Parmesan, getrocknetes Basilikum, getrockneten Oregano, Knoblauchpulver, Salz und Pfeffer vermengen. Und in einer anderen flachen Schüssel die Eier leicht schlagen.

3. Das Hähnchen bestreichen: Jede Hähnchenbrust in die geschlagenen Eier tauchen, dann die Semmelbröselmischung hineingeben und leicht andrücken, damit die Semmelbrösel am Hähnchen haften bleiben. Anschließend die panierten Hähnchenbrüste in die vorbereitete Auflaufform legen.

4. Hähnchen backen: Backen Sie das Hähnchen im vorgeheizten Ofen 20–25 Minuten lang oder bis das Hähnchen gar ist und die Semmelbrösel goldbraun sind.

5. Marinara und Käse hinzufügen: Das Hähnchen aus dem Ofen nehmen und die Marinara-Sauce gleichmäßig auf jeder Hähnchenbrust verteilen. Und dann über die Marinara-Sauce geriebenen Mozzarella-Käse streuen.

6. Zurück in den Ofen: Stellen Sie die Auflaufform wieder in den Ofen und backen Sie sie weitere 5–7 Minuten lang oder bis der Käse geschmolzen ist und Blasen bildet.

7. Aus dem Ofen nehmen und das Hähnchen vor dem Servieren einige Minuten ruhen lassen. Nach Belieben mit frischer Petersilie oder Basilikum garnieren. Heiß servieren mit Ihrer Lieblingsbeilage wie Nudeln oder Gemüse.

Nährwertangaben (pro Portion):

Kalorien: ca. 350 kcal, Protein: 35 g, Fett: 12 g, Kohlenhydrate: 20 g, Ballaststoffe: 2 g, Zucker: 4 g

Gebratener Blumenkohlreis

Vorbereitungszeit: 15 Minuten.　　　**Kochzeit: 15 Minuten.**

Portionen: 4

Zutaten:

- 1 großer Blumenkohlkopf
- 2 Esslöffel Pflanzenöl
- 2 Knoblauchzehen, gehackt
- 1 Zwiebel, gewürfelt
- 2 Karotten, gewürfelt
- 1 Tasse gefrorene Erbsen, aufgetaut
- 2 Eier, leicht geschlagen
- 4 Esslöffel Sojasauce
  (oder Tamari für glutenfrei)
- 1 Esslöffel Sesamöl
- Salz und Pfeffer nach Geschmack
- Optionale Beilage: Geschnittene Frühlingszwiebeln, Sesam

Anweisungen:

1. Den Blumenkohl in Röschen schneiden und den Strunk entfernen. Dann geben Sie die Röschen in eine Küchenmaschine und zerkleinern sie, bis sie wie Reis aussehen. Beachten Sie, dass Sie dies möglicherweise stapelweise durchführen müssen.

2. Bei mittlerer Hitze 1 Esslöffel Pflanzenöl in einer großen Pfanne oder einem Wok erhitzen. Den Blumenkohlreis dazugeben und unter gelegentlichem Rühren 5–6 Minuten kochen lassen, bis er zart und leicht golden ist. Den Blumenkohlreis in eine Schüssel geben und beiseite stellen.

3. In derselben Pfanne bei mittlerer Hitze den restlichen Esslöffel Pflanzenöl erhitzen. Den gehackten Knoblauch und die gewürfelte Zwiebel dazugeben und 2-3 Minuten kochen lassen, bis die Zwiebel glasig ist.

4. Die gewürfelten Karotten in die Pfanne geben und weitere 3-4 Minuten kochen, bis sie weich sind. Die aufgetauten Erbsen einrühren und weitere 1 bis 2 Minuten kochen lassen.

5. Schieben Sie das Gemüse auf eine Seite der Pfanne und gießen Sie dann die geschlagenen Eier in den leeren Raum. Lassen Sie sie ein oder zwei Minuten kochen und rühren Sie sie dann vorsichtig mit einem Spatel um, bis sie gar sind.

6. Zutaten kombinieren: Den gekochten Blumenkohlreis mit dem Gemüse und den Eiern wieder in die Pfanne geben. Sojasauce und Sesamöl über die Mischung träufeln. Alles verrühren, bis alles gut vermischt ist.

7. Den gebratenen Blumenkohlreis mit Salz und Pfeffer abschmecken. Nach Belieben mit Sesamkörnern und geschnittenen Frühlingszwiebeln garnieren. Heiß servieren.

Nährwertangaben (pro Portion):

Kalorien: ca. 200 kcal, Protein: 8 g, Fett: 10 g, Kohlenhydrate: 20 g, Ballaststoffe: 7 g, Zucker: 8 g

Gefüllte Paprikaschoten

Vorbereitungszeit: 20 Minuten.   **Kochzeit: 40 Minuten.**

Portionen: 4

Zutaten:

- 4 große Paprika (jede Farbe)
- 1 Pfund mageres Rinder- oder Truthahnhackfleisch
- 1 Tasse gekochter Reis (braun oder weiß)
- 1 Dose (14,5 Unzen) gewürfelte Tomaten, abgetropft
- 1 Tasse schwarze Bohnen,
  abtropfen lassen und abspülen
- 1 Tasse Maiskörner
  (frisch, gefroren oder aus der Dose)
- 1 Zwiebel, fein gehackt
- 2 Knoblauchzehen, gehackt

- 1 Teelöffel gemahlener Kreuzkümmel
- 1 Teelöffel Chilipulver
- Salz und Pfeffer nach Geschmack
- 1 Tasse geriebener Käse
  (Cheddar oder mexikanische Mischung)
- Optionale Beilage: Frischer Koriander, Sauerrahm, Salsa

Anweisungen:

1. Heizen Sie Ihren Backofen auf 375 °F (190 °C) vor.
2. Bereiten Sie die Paprika vor: Schneiden Sie die Oberseite der Paprika ab, entfernen Sie die Kerne und Membranen und würzen Sie das Innere leicht mit Salz. Schneiden Sie bei Bedarf die Unterseite der Paprika ab, damit sie aufrecht in der Auflaufform stehen.
3. In einer großen Pfanne das Hackfleisch oder den Truthahn bei mittlerer Hitze anbraten, bis es braun ist. Überschüssiges Fett abtropfen lassen.
4. Gemüse und Gewürze hinzufügen: Zum gekochten Fleisch gehackte Zwiebeln, gehackten Knoblauch, gewürfelte Tomaten, schwarze Bohnen, Mais, gemahlenen Kreuzkümmel, Chilipulver, Salz und Pfeffer hinzufügen. Weitere 5 bis 7 Minuten kochen, bis das Gemüse weich ist.
5. Mit Reis kombinieren: Den gekochten Reis einrühren und verrühren, bis alles gut vermischt ist. Je nach Geschmack würzen.
6. Füllen Sie die Paprika: Geben Sie die Füllung in jede Paprika und drücken Sie sie leicht nach unten, um die Mischung zu verdichten.
7. Auf jede gefüllte Paprika den geriebenen Käse streuen.
8. Anschließend die gefüllten Paprika in eine Auflaufform legen und mit Alufolie abdecken. Im vorgeheizten Ofen etwa 30–35 Minuten backen oder bis die Paprika weich sind.
9. Aus dem Ofen nehmen, abdecken und etwas abkühlen lassen. Nach Belieben mit frischem Koriander, Salsa oder Sauerrahm garnieren. Heiß servieren.

Nährwertangaben (pro Portion):

Kalorien: ca. 400 kcal, Protein: 25 g, Fett: 15 g, Kohlenhydrate: 40 g, Ballaststoffe: 7 g, Zucker: 6 g

Garnelen-Gemüse-Pfanne

Vorbereitungszeit: 15 Minuten.   **Kochzeit: 10 Minuten.**

Portionen: 4

Zutaten:

- 1 Pfund große Garnele, geschält und entdarmt
- 2 Tassen gemischtes Gemüse
  (wie Paprika, Brokkoli, Zuckererbsen,
  Karotten und Pilze), in Scheiben oder gehackt
- 3 Knoblauchzehen, gehackt
- 1 Esslöffel Ingwer, gehackt
- 2 Esslöffel Sojasauce
- 1 Esslöffel Austernsauce (optional)
- 1 Esslöffel Sesamöl
- 2 Esslöffel Pflanzenöl (zum Braten)
- Gekochter Reis oder Nudeln zum Servieren
- Optionale Beilage: Geschnittene Frühlingszwiebeln, Sesam

Anweisungen:

1. Zutaten für die Zubereitung: Spülen Sie die Garnelen unter kaltem Wasser ab und tupfen Sie sie mit Papiertüchern trocken. Bereiten Sie das gemischte Gemüse vor, indem Sie es in mundgerechte Stücke schneiden oder hacken. Knoblauch und Ingwer fein hacken.

2. Garnelen marinieren: In einer Schüssel die Garnelen mit gehacktem Knoblauch, gehacktem Ingwer, Sojasauce und Austernsauce (falls verwendet) vermischen. Umrühren, um die Garnelen gleichmäßig zu bedecken, dann etwa 10 Minuten zum Marinieren beiseite stellen.

3. Pflanzenöl in einer großen Pfanne oder einem Wok bei mittlerer bis hoher Hitze erhitzen. Sobald sie heiß sind, geben Sie die marinierten Garnelen in die Pfanne und braten sie unter Rühren 2-3 Minuten lang, bis sie rosa und undurchsichtig sind. Nehmen Sie die Garnelen aus der Pfanne und legen Sie sie beiseite.

4. Gemüse kochen: In derselben Pfanne bei Bedarf etwas mehr Öl hinzufügen. Geben Sie das gemischte Gemüse in die Pfanne und braten Sie es etwa 3–4 Minuten lang an, bis es knusprig und zart ist.

5. Kombinieren: Die gekochten Garnelen mit dem Gemüse wieder in die Pfanne geben. Anschließend Sesamöl über die Mischung träufeln und alles vermischen, bis alles gut vermischt und durchgewärmt ist.

6. Servieren Sie die Garnelen-Gemüse-Pfanne sofort über gekochtem Reis oder Nudeln. Nach Belieben mit Sesamkörnern und geschnittenen Frühlingszwiebeln garnieren.

Nährwertangaben (pro Portion, ohne Reis oder Nudeln):

Kalorien: ca. 200 kcal, Protein: 25 g, Fett: 8 g, Kohlenhydrate: 10 g, Ballaststoffe: 3 g, Zucker: 4 g

Linsensuppe

Vorbereitungszeit: 15 Minuten.   **Kochzeit: 45 Minuten.**

Portionen: 6

Zutaten:

- 1 Tasse getrocknete Linsen (jede Sorte), abgespült und abgetropft
- 1 Zwiebel, gewürfelt
- 2 Karotten, gewürfelt
- 2 Selleriestangen, gewürfelt
- 3 Knoblauchzehen, gehackt
- 1 Dose (14,5 Unzen) gewürfelte Tomaten
- 4 Tassen Gemüsebrühe
- 2 Tassen Wasser
- 1 Teelöffel getrockneter Thymian
- 1 Teelöffel getrockneter Oregano
- 1 Lorbeerblatt

- Salz und Pfeffer nach Geschmack
- 2 Esslöffel Olivenöl
- Frische Petersilie, gehackt (zum Garnieren)
- Optional: Zitronenschnitze zum Servieren

Anweisungen:

1. In einem Schmortopf oder einem großen Topf bei mittlerer Hitze Olivenöl erhitzen. Gewürfelte Zwiebeln, Karotten und Sellerie hinzufügen. Und etwa 5 Minuten lang anbraten, bis das Gemüse weich ist.
2. Getrockneten Thymian, getrockneten Oregano, gehackten Knoblauch und Lorbeerblatt in den Topf geben. Danach umrühren und eine weitere Minute kochen lassen, bis es duftet.
3. Linsen und Flüssigkeit hinzufügen: Gespülte und abgetropfte Linsen, gewürfelte Tomaten (mit ihren Säften), Gemüsebrühe und Wasser in den Topf geben. Zum Kombinieren umrühren.
4. Die Suppe zum Kochen bringen und die Hitze auf niedrig stellen. Abdecken und 30–35 Minuten köcheln lassen, oder bis die Linsen gar sind.
5. Und die Suppe mit Pfeffer und Salz abschmecken. Passen Sie die Gewürze nach Bedarf an.
6. Die Linsensuppe in Schüsseln füllen. Nach Belieben mit gehackter frischer Petersilie garnieren. Danach heiß mit Zitronenspalten als Beilage servieren.

Nährwertangaben (pro Portion):

Kalorien: ca. 200 kcal, Protein: 10 g, Fett: 3 g, Kohlenhydrate: 35 g, Ballaststoffe: 15 g, Zucker: 6 g

Aubergine mit Parmesan

Vorbereitungszeit: 30 Minuten.   **Kochzeit: 45 Minuten.**

Portionen: 6

Zutaten:

- 2 große Auberginen
- Salz
- 2 Tassen Semmelbrösel
  (vorzugsweise italienisch gewürzt)
- 1 Tasse geriebener Parmesankäse
- 2 große Eier
- 1/4 Tasse Milch
- 2 Tassen Marinara-Sauce
  (im Laden gekauft oder selbst gemacht)
- 2 Tassen geriebener Mozzarella-Käse
- Frische Basilikumblätter, gehackt (zum Garnieren)
- Olivenöl zum Braten

Anweisungen:

1. Bereiten Sie die Aubergine vor: Schälen Sie die Auberginen und schneiden Sie sie in 0,6 cm dicke Scheiben. Die Auberginenscheiben in ein Sieb geben und großzügig mit Salz würzen. Lassen Sie sie etwa 20–30 Minuten ruhen, um überschüssige Feuchtigkeit abzugeben. Auberginenscheiben sollten unter kaltem Wasser abgespült und mit Papiertüchern getrocknet werden.

2. Eier und Milch in einer flachen Schüssel verquirlen. Die Semmelbrösel und den geriebenen Parmesankäse in einer anderen flachen Schüssel vermischen.

3. Panieren Sie die Aubergine: Tauchen Sie jede Auberginenscheibe in die Eimischung, lassen Sie den Überschuss abtropfen, bestreichen Sie sie dann gleichmäßig mit der Semmelbröselmischung und drücken Sie sie leicht an, damit sie festklebt. Mit allen Auberginenscheiben wiederholen.

4. Die Aubergine anbraten: In einer großen Pfanne bei mittlerer Hitze so viel Olivenöl erhitzen, dass der Boden der Pfanne bedeckt ist. Die panierten Auberginenscheiben portionsweise auf jeder Seite etwa 2-3 Minuten braten,

bis sie goldbraun und knusprig sind. Übertragen Sie die gebratenen Auberginenscheiben auf einen mit Papiertüchern ausgelegten Teller, um überschüssiges Öl abtropfen zu lassen.

5. Stellen Sie den Auberginen-Parmesan zusammen: Heizen Sie Ihren Ofen auf 375 °F (190 °C) vor. Dann verteilen Sie eine dünne Schicht Marinara-Sauce auf dem Boden einer 9 x 13 Zoll großen Auflaufform. Die Hälfte der frittierten Auberginenscheiben in einer einzigen Schicht auf der Soße anrichten. Mit der Hälfte der restlichen Marinara-Sauce und der Hälfte des geriebenen Mozzarella-Käses belegen. Wiederholen Sie den Vorgang mit den restlichen Auberginenscheiben, der Marinara-Sauce und dem Mozzarella-Käse.

6. Backen: Decken Sie die Auflaufform mit Aluminiumfolie ab und backen Sie sie im vorgeheizten Ofen etwa 25 bis 30 Minuten lang oder bis der Käse Blasen bildet und geschmolzen ist.

7. Entfernen Sie die Folie von der Auflaufform und garnieren Sie den Auberginen-Parmesan mit gehackten frischen Basilikumblättern. Heiß servieren und genießen!

Nährwertangaben (pro Portion):

Kalorien: ca. 300 kcal, Protein: 15 g, Fett: 15 g, Kohlenhydrate: 25 g, Ballaststoffe: 5 g, Zucker: 7 g

Pesto-Zucchini-Nudeln mit gegrilltem Hähnchen

Vorbereitungszeit: 20 Minuten.   **Kochzeit: 15 Minuten.**

Portionen: 4

Zutaten:

- 4 medium zucchini
- 2 Esslöffel Olivenöl
- Salz und Pfeffer nach Geschmack
- 2 Hähnchenbrüste ohne Knochen und Haut
- 1/2 Tasse im Laden gekaufte oder hausgemachte Pestosauce
- Optionale Beilage: geriebener Parmesankäse, frische Basilikumblätter

Anweisungen:

1. Zucchini-Nudeln vorbereiten: Mit einem Spiralschneider oder einem Julienne-Schäler die Zucchini zu Nudeln spiralisieren oder in Julienne schneiden. Wenn Sie möchten, können Sie auch einen Gemüseschäler verwenden, um breitere „Nudeln" zuzubereiten. Beiseite legen.

2. Bei mittlerer bis hoher Hitze einen Grill oder eine Grillpfanne vorheizen. Und die Hähnchenbrust mit Olivenöl, Salz und Pfeffer würzen. Grillen Sie das Hähnchen etwa 6 bis 7 Minuten pro Seite oder bis es gar ist und in der Mitte nicht mehr rosa ist. Nehmen Sie es vom Grill und lassen Sie es einige Minuten ruhen, bevor Sie es in Scheiben schneiden.

3. Bei mittlerer Hitze in einer großen Pfanne einen Esslöffel Olivenöl erhitzen. Die Zucchininudeln in die Pfanne geben und unter gelegentlichem Wenden 2-3 Minuten anbraten, bis sie gerade weich sind. Achten Sie darauf, nicht zu lange zu kochen, da Zucchininudeln schnell matschig werden können. Vom Herd nehmen.

4. Die gekochten Zucchini-Nudeln mit der Pesto-Sauce vermengen, bis sie gut bedeckt sind. Die Pesto-Zucchini-Nudeln auf Servierteller verteilen.

5. Die gegrillten Hähnchenbrüste in Scheiben schneiden und auf den Pesto-Zucchininudeln anrichten.

6. Nach Belieben mit geriebenem Parmesankäse und frischen Basilikumblättern garnieren. Heiß servieren und genießen!

Nährwertangaben (pro Portion):

Kalorien: ca. 300 kcal, Protein: 25 g, Fett: 18 g, Kohlenhydrate: 10 g, Ballaststoffe: 3 g, Zucker: 5 g

Vegetarisches Chili

Vorbereitungszeit: 15 Minuten.   **Kochzeit: 30 Minuten.**

Portionen: 6

Zutaten:

- 2 Esslöffel Olivenöl
- 1 Zwiebel, gewürfelt
- 2 Knoblauchzehen, gehackt
- 1 Paprika, gewürfelt (beliebige Farbe)
- 2 Karotten, gewürfelt
- 2 Stangen Sellerie, gewürfelt
- 1 Zucchini, gewürfelt
- 1 gelber Kürbis, gewürfelt
- 1 Dose (15 Unzen) schwarze Bohnen, abtropfen lassen und abspülen
- 1 Dose (15 Unzen) Kidneybohnen, abtropfen lassen und abspülen
- 1 Dose (15 Unzen) gewürfelte Tomaten
- 1 Dose (6 Unzen) Tomatenmark
- 2 Tassen Gemüsebrühe
- 2 Esslöffel Chilipulver
- 1 Teelöffel gemahlener Kreuzkümmel
- 1 Teelöffel Paprika
- Salz und Pfeffer nach Geschmack

- Optionale Beläge: geriebener Käse, gehackte Frühlingszwiebeln, Sauerrahm, Avocado, Koriander

Anweisungen:

1. In einem Schmortopf oder einem großen Topf bei mittlerer Hitze Olivenöl erhitzen. Gewürfelte Zwiebeln und gehackten Knoblauch dazugeben und etwa 2-3 Minuten anbraten, bis es duftet.

2. Gewürfelte Paprika, Karotten, Sellerie, Zucchini und gelben Kürbis in den Topf geben. Und weitere 5-7 Minuten unter gelegentlichem Rühren anbraten, bis das Gemüse weich wird.

3. Die abgetropften und abgespülten schwarzen Bohnen und Kidneybohnen, Tomatenwürfel, Tomatenmark und Gemüsebrühe unterrühren. Zum Kombinieren gut vermischen.

4. Würzen: Chilipulver, gemahlenen Kreuzkümmel, Paprika, Salz und Pfeffer in den Topf geben. Rühren, bis die Gewürze gleichmäßig im Chili verteilt sind.

5. Köcheln: Bringen Sie das Chili zum Kochen und reduzieren Sie dann die Hitze auf eine niedrige Stufe. Lassen Sie das Chili ohne Deckel etwa 20 bis 25 Minuten köcheln und rühren Sie dabei gelegentlich um, bis das Gemüse zart ist und die Aromen miteinander verschmolzen sind.

6. Das vegetarische Chili in Schüsseln füllen und heiß servieren. Nach Wunsch mit gehackten Frühlingszwiebeln, geriebenem Käse, Sauerrahm, Avocadoscheiben und/oder Koriander belegen.

Zuchinilasagne

**Vorbereitungszeit: 20 Minuten.   Kochzeit: 1 Stunde.
Portionen: 6
Zutaten:**

- 3 große Zucchini,
- der Länge nach in dünne Streifen schneiden
- 1 Pfund Rinderhackfleisch
  (oder gemahlener Truthahn für eine magerere Variante)
- 1 Zwiebel, gewürfelt
- 2 Knoblauchzehen, gehackt
- 1 Dose (15 oz) Tomatensauce
- 1 Dose (14,5 oz) gewürfelte Tomaten
- 1 Teelöffel getrockneter Oregano
- 1 Teelöffel getrocknetes Basilikum
- Salz und Pfeffer nach Geschmack
- 2 Tassen geriebener Mozzarella-Käse
- 1 Tasse Ricotta-Käse
- 1/2 Tasse geriebener Parmesankäse
- Optionale Beilage: Gehacktes frisches Basilikum

Anweisungen:

1. Heizen Sie Ihren Backofen auf 375 °F (190 °C) vor. Fetten Sie dann eine 9 x 13 Zoll große Auflaufform mit Kochspray oder Butter ein.
2. Bereiten Sie die Zucchini vor: Schneiden Sie die Zucchini der Länge nach in dünne Streifen, die Lasagne-Nudeln ähneln. Bestreuen Sie die Zucchinischeiben mit Salz und lassen Sie sie etwa 10 Minuten ruhen, um überschüssige Feuchtigkeit abzugeben. Mit Papiertüchern trocken tupfen.
3. Anschließend das Hackfleisch in einer großen Pfanne bei mittlerer Hitze anbraten, bis es braun ist. Gewürfelte Zwiebeln und gehackten Knoblauch dazugeben und ca. 3–4 Minuten kochen, bis die Zwiebel glasig ist. Überschüssiges Fett abtropfen lassen.
4. Soße zubereiten: Tomatensoße, gewürfelte Tomaten (mit ihren Säften), getrockneten Oregano, getrocknetes Basilikum, Salz und Pfeffer in die

Pfanne mit dem gekochten Hackfleisch geben. Zum Kombinieren gut umrühren. Lassen Sie die Sauce etwa 10 Minuten lang köcheln, damit sich die Aromen vermischen.

5. Dann verteilen Sie eine dünne Schicht der Fleischsoße auf dem Boden der vorbereiteten Auflaufform. Eine Schicht Zucchinischeiben auf die Soße legen. Verteilen Sie eine Schicht Ricotta-Käse auf den Zucchinischeiben, gefolgt von einer Schicht geriebenem Mozzarella-Käse. Bis alle Zutaten aufgebraucht sind, die Schichten wiederholen und mit einer Schicht Fleischsoße abschließen.

6. Anschließend die Auflaufform mit Alufolie abdecken und im vorgeheizten Backofen 45 Minuten backen. Entfernen Sie die Folie und streuen Sie den geriebenen Parmesankäse gleichmäßig darüber. Stellen Sie die Lasagne wieder in den Ofen und backen Sie sie weitere 15 Minuten lang, oder bis der Käse Blasen bildet und geschmolzen ist

7. Aus dem Ofen nehmen und die Lasagne vor dem Servieren einige Minuten abkühlen lassen. Nach Belieben mit gehacktem frischem Basilikum garnieren.

Nährwertangaben (pro Portion):

Kalorien: ca. 400 kcal, Protein: 30 g, Fett: 20 g, Kohlenhydrate: 20 g, Ballaststoffe: 5 g, Zucker: 8 g

Lachs- und Spargelfolienpakete

Vorbereitungszeit: 15 Minuten.   Kochzeit: 20 Minuten.   Portionen: 4

Zutaten:

- 4 Lachsfilets (je etwa 170 g)
- 1 Pfund Spargelstangen, geputzt
- 2 Esslöffel Olivenöl
- 2 Knoblauchzehen, gehackt
- 1 Zitrone, in dünne Scheiben geschnitten
- Salz und Pfeffer nach Geschmack
- Optionale Garnitur: Frisch gehackte Petersilie

Anweisungen:

1. Heizen Sie Ihren Backofen auf 400 °F (200 °C) vor.
2. Bereiten Sie Folienpakete vor: Reißen Sie vier große Stücke Aluminiumfolie ab, jedes etwa 30 cm lang. Legen Sie dann ein Lachsfilet in die Mitte jedes Folienstücks. Spargelstangen um jedes Lachsfilet legen.
3. Würzen: Olivenöl über jedes Lachsfilet und jedes Spargelbündel träufeln. Den gehackten Knoblauch gleichmäßig darüber streuen. Nach Geschmack mit Pfeffer und Salz würzen. Dann legen Sie ein paar Zitronenscheiben auf jedes Lachsfilet.
4. Wickeln Sie Folienpakete ein: Falten Sie die Seiten der Folie über den Lachs und den Spargel, um ein Paket zu bilden, und verschließen Sie die Ränder fest, damit kein Dampf entweichen kann.
5. Legen Sie die Folienpakete auf ein Backblech und geben Sie sie dann in den vorgeheizten Ofen. Und 18–20 Minuten backen, oder bis der Lachs gar ist und sich mit einer Gabel leicht zerteilen lässt.
6. Öffnen Sie vorsichtig die Folienverpackungen und legen Sie Lachs und Spargel auf Servierteller. Nach Belieben mit frisch gehackter Petersilie garnieren. Sofort servieren.

Nährwertangaben (pro Portion):

Kalorien: ca. 300 kcal, Protein: 30 g, Fett: 15 g, Kohlenhydrate: 10 g, Ballaststoffe: 5 g, Zucker: 3 g

Gemüse-Frittata

Vorbereitungszeit: 15 Minuten.   Kochzeit: 20 Minuten.

Portionen: 6

Zutaten:

- 8 große Eier
- 1/4 Tasse Milch
- 1 Esslöffel Olivenöl
- 1 Zwiebel, gewürfelt
- 1 Paprika, gewürfelt
- Salz und Pfeffer nach Geschmack
- 1/2 Tasse geriebener Käse (Cheddar, Feta oder nach Wahl)
- Optionale Garnitur: Frische Kräuter wie Petersilie oder Schnittlauch
- 1 Zucchini, gewürfelt
- 1 Tasse Kirschtomaten, halbiert
- 1 Tasse Spinat, gehackt

Anweisungen:

1. Heizen Sie Ihren Backofen auf 375 °F (190 °C) vor.
2. Bei mittlerer Hitze in einer ofenfesten Pfanne Olivenöl erhitzen. Gewürfelte Zwiebeln, Paprika und Zucchini hinzufügen. Und 5-6 Minuten kochen lassen, oder bis das Gemüse weich ist.
3. Dann den gehackten Spinat und die halbierten Kirschtomaten in die Pfanne geben. Und weitere 2-3 Minuten kochen, bis der Spinat zusammenfällt und die Tomaten weich werden. Zum Abschmecken mit Salz und Pfeffer abschmecken.
4. Eier verquirlen: In einer Schüssel Eier und Milch verquirlen, bis alles gut vermischt ist.
5. Eier über Gemüse gießen: Gießen Sie die Eiermischung gleichmäßig über das sautierte Gemüse in der Pfanne. Vorsichtig umrühren, um das Gemüse in den Eiern zu verteilen.
6. Streuen Sie den geriebenen Käse gleichmäßig über die Frittata.
7. Die Pfanne in den vorgeheizten Ofen stellen und 15–20 Minuten backen, oder bis die Frittata in der Mitte fest ist und die Ränder goldbraun sind.

8. Aus dem Ofen nehmen und die Frittata einige Minuten abkühlen lassen. In Spalten schneiden und warm servieren. Nach Belieben mit frischen Kräutern garnieren.

Nährwertangaben (pro Portion):

Kalorien: ca. 150 kcal, Protein: 10 g, Fett: 10 g, Kohlenhydrate: 6 g, Ballaststoffe: 2 g, Zucker: 3 g

Sesam-Ingwer-Tofu mit Brokkoli

Vorbereitungszeit: 15 Minuten.   **Kochzeit: 20 Minuten.**

Portionen: 4

Zutaten:

- 1 Block (14 oz) extrafester Tofu, gepresst und gewürfelt
- 3 Tassen Brokkoliröschen
- 2 Esslöffel Sojasauce
- 1 Esslöffel Sesamöl
- 1 Esslöffel Reisessig
- 1 Esslöffel Honig oder Ahornsirup
- 1 Esslöffel frischer Ingwer, gerieben
- 2 Knoblauchzehen, gehackt
- 2 Esslöffel Sesamkörner
- 2 Frühlingszwiebeln, in Scheiben geschnitten (zum Garnieren)
- Gekochter Reis oder Quinoa (optional, zum Servieren)

Anweisungen:

1. Wickeln Sie den Tofublock in ein sauberes Küchentuch und drücken Sie ihn etwa 15 Minuten lang zwischen zwei Tellern aus, um überschüssiges Wasser zu entfernen. Nach dem Pressen den Tofu in mundgerechte Würfel teilen.

2. Dämpfen Sie die Brokkoliröschen etwa 3–4 Minuten lang, bis sie zart, aber noch lebendig sind. Beiseite legen.

3. In einer kleinen Schüssel Sojasauce, Sesamöl, Reisessig, Honig (oder Ahornsirup), geriebenen Ingwer und gehackten Knoblauch zu der Sauce verrühren.

4. Bei mittlerer bis hoher Hitze eine große Pfanne oder einen Wok erhitzen. Den gewürfelten Tofu dazugeben und ca. 8–10 Minuten von allen Seiten goldbraun braten. Gießen Sie die Soße über den Tofu und rühren Sie um, bis er gleichmäßig bedeckt ist. Und weitere 2-3 Minuten kochen, damit der Tofu die Aromen aufnehmen kann.

5. Den gedünsteten Brokkoli mit dem Tofu in die Pfanne geben. Alles vermischen, bis der Brokkoli mit der Sesam-Ingwer-Sauce bedeckt und durchgewärmt ist.

6. Über Tofu und Brokkoli Sesamkörner und geschnittene Frühlingszwiebeln streuen. Bei Bedarf den Sesam-Ingwer-Tofu über gekochtem Reis oder Quinoa servieren

Nährwertangaben (pro Portion ohne Reis/Quinoa):

Kalorien: ca. 220 kcal, Protein: 14 g, Fett: 14 g, Kohlenhydrate: 15 g, Ballaststoffe: 4 g, Zucker: 6 g

Blumenkohl Pizza

Vorbereitungszeit: 15 Minuten.   Kochzeit: 30 Minuten.

Portionen: 2-4

Zutaten:

- 1 mittelgroßer Blumenkohlkopf
- 1 Ei
- 1/2 Tasse geriebener Mozzarella-Käse
- 1 Teelöffel getrockneter Oregano
- 1 Teelöffel getrocknetes Basilikum
- 1/2 Teelöffel Knoblauchpulver

- Salz und Pfeffer nach Geschmack
- Pizzabelag nach Wahl
  (Tomatensauce, Käse, Gemüse, Fleisch usw.)
- Olivenöl (zum Bestreichen)
- Optionale Beilage: Frische Basilikumblätter

Anweisungen:

1. Heizen Sie Ihren Backofen auf 425 °F (220 °C) vor. Danach ein Backblech mit Backpapier auslegen.
2. Den Blumenkohlkopf waschen und trocknen. Schneiden Sie es in Röschen und zerkleinern Sie es in einer Küchenmaschine, bis es fein gemahlen ist und Reis ähnelt. Geben Sie den Blumenkohl-Reis in eine mikrowellengeeignete Schüssel und erhitzen Sie ihn 5-6 Minuten lang oder bis er weich ist auf hoher Stufe in der Mikrowelle. Etwas abkühlen lassen, dann den gekochten Blumenkohl auf ein sauberes Küchentuch geben und überschüssige Feuchtigkeit ausdrücken.
3. Den gekochten Blumenkohl, das Ei, den geriebenen Mozzarella-Käse, den getrockneten Oregano, das getrocknete Basilikum, das Knoblauchpulver, Salz und Pfeffer in einer großen Rührschüssel vermischen. Mischen, bis alles gut vermischt ist. Verteilen Sie die Blumenkohlmischung gleichmäßig auf dem vorbereiteten Backblech und formen Sie einen runden, etwa 1/4 Zoll dicken Pizzaboden.
4. Und backen Sie die Blumenkohlkruste 15–20 Minuten lang im vorgeheizten Ofen, bis sie goldbraun ist und sich fest anfühlt.
5. Sobald der Boden fertig gebacken ist, nehmen Sie ihn aus dem Ofen und belegen Sie ihn mit Ihren bevorzugten Pizzabelägen. Beginnen Sie mit einer Schicht Tomatensauce (falls verwendet), gefolgt von geriebenem Käse, Gemüse, Fleisch oder anderen Belägen Ihrer Wahl.
6. Endbacken: Die belegte Pizza wieder in den Ofen geben und weitere 10–15 Minuten backen, oder bis der Käse geschmolzen ist und Blasen bildet.
7. Nehmen Sie die Blumenkohlpizza aus dem Ofen und lassen Sie sie vor dem Schneiden einige Minuten abkühlen. Nach Belieben mit frischen Basilikumblättern garnieren.

Nährwertangaben (pro Portion, nur Kruste):

Kalorien: ca. 100 kcal, Protein: 7 g, Fett: 5 g, Kohlenhydrate: 8 g, Ballaststoffe: 3 g, Zucker: 3 g

Gefüllte Portobello Pilze

Vorbereitungszeit: 15 Minuten.   Kochzeit: 25 Minuten.

Portionen: 4

Zutaten:

- 4 große Portobello-Pilze
- 1 Esslöffel Olivenöl
- 1 Zwiebel, gewürfelt
- 2 Knoblauchzehen, gehackt
- 1 Tasse Spinat, gehackt
- 1/2 Tasse Kirschtomaten, gewürfelt
- 1/4 Tasse Semmelbrösel
- 1/4 Tasse geriebener Parmesankäse
- Salz und Pfeffer nach Geschmack
- Optionale Toppings: Frische Petersilie, zusätzlich geriebener Parmesan

Anweisungen:

1. Heizen Sie Ihren Backofen auf 375 °F (190 °C) vor.
2. Und entfernen Sie die Stiele von den Portobello-Pilzen und kratzen Sie die Kiemen vorsichtig mit einem Löffel heraus. Dann legen Sie die Pilze mit der Kiemenseite nach oben auf ein mit Backpapier ausgelegtes Backblech.
3. Bei mittlerer Hitze in einer Pfanne Olivenöl erhitzen. Gewürfelte Zwiebeln und gehackten Knoblauch dazugeben und ca. 2-3 Minuten anbraten, bis alles glasig und duftend ist. Gehackten Spinat und gewürfelte Kirschtomaten dazugeben und ca. 2-3 Minuten kochen, bis der Spinat zusammenfällt und die Tomaten weich werden. Zum Abschmecken mit Pfeffer und Salz abschmecken.
4. Die sautierte Gemüsemischung mit Semmelbröseln und geriebenem Parmesan in einer Rührschüssel vermengen. Rühren, bis alles gut vermischt

ist. Geben Sie die Füllung gleichmäßig in jeden Portobello-Pilzhut und drücken Sie ihn leicht an, um ihn zu verpacken.

5. Die gefüllten Pilze in den vorgeheizten Ofen geben und 20–25 Minuten backen, oder bis die Pilze weich und die Füllung oben goldbraun und knusprig sind.

6. Nehmen Sie die gefüllten Portobello-Pilze aus dem Ofen und lassen Sie sie vor dem Servieren einige Minuten abkühlen. Nach Belieben mit frischer Petersilie und zusätzlich geriebenem Parmesankäse garnieren.

Nährwertangaben (pro Portion):

Kalorien: ca. 120 kcal, Protein: 6 g, Fett: 5 g, Kohlenhydrate: 14 g, Ballaststoffe: 3 g, Zucker: 4 g

Truthahn-Taco-Salat-Wraps

Vorbereitungszeit: 15 Minuten.   **Kochzeit: 15 Minuten.**

Portionen: 4

Zutaten:

- 1 Esslöffel Olivenöl
- 1 Zwiebel, gewürfelt
- 2 Knoblauchzehen, gehackt
- 1 Pfund gemahlener Truthahn
- 1 Päckchen (1,25 oz) Taco-Gewürzmischung
- 1 Tasse Kirschtomaten, gewürfelt
- 1/2 Tasse schwarze Bohnen aus der Dose, abtropfen lassen und abspülen
- 1/2 Tasse Maiskörner
  (frisch, gefroren oder aus der Dose)
- 1/4 Tasse gehackter frischer Koriander
- Salz und Pfeffer nach Geschmack
- 1 Kopf Eisberg- oder Römersalat (Blätter getrennt)
- Optionale Beläge: Avocadowürfel, geriebener Käse, Salsa, Sauerrahm

Anweisungen:

1. Bei mittlerer Hitze in einer großen Pfanne Olivenöl erhitzen. Gewürfelte Zwiebeln und gehackten Knoblauch dazugeben und ca. 2-3 Minuten anbraten, bis sie weich sind und duften. Geben Sie das Putenhackfleisch in die Pfanne und kochen Sie es, indem Sie es mit einem Spatel auseinanderbrechen, bis es gebräunt und durchgegart ist (ca. 5–7 Minuten).

2. Und streuen Sie die Taco-Gewürzmischung über den gekochten Truthahn und rühren Sie um, um sicherzustellen, dass das Fleisch gleichmäßig mit der Würze bedeckt ist.

3. Gewürfelte Kirschtomaten, schwarze Bohnen und Maiskörner mit dem gewürzten Truthahn in die Pfanne geben. Gut umrühren, um das Gemüse in die Taco-Mischung zu integrieren. Und weitere 2-3 Minuten kochen, oder bis das Gemüse durchgewärmt ist.

4. Und die Truthahn-Taco-Füllung mit Salz und Pfeffer abschmecken. Für noch mehr Geschmack gehackten frischen Koriander unterrühren.

5. Geben Sie die Truthahn-Taco-Füllung auf einzelne Salatblätter und verwenden Sie diese als Tassen oder Wraps. Fügen Sie nach Wunsch optionale Toppings wie gewürfelte Avocado, geriebenen Käse, Salsa oder Sauerrahm hinzu.

6. Die Truthahn-Taco-Salat-Wraps auf einer Platte anrichten und sofort servieren.

Nährwertangaben (pro Portion, ohne optionale Toppings):

Kalorien: ca. 250 kcal, Protein: 25 g, Fett: 10 g, Kohlenhydrate: 15 g, Ballaststoffe: 4 g, Zucker: 4 g

Enchiladas aus Süßkartoffeln und schwarzen Bohnen

Vorbereitungszeit: 20 Minuten.   Kochzeit: 40 Minuten.

Portionen: 4

Zutaten:

- 2 große Süßkartoffeln, geschält und gewürfelt
- 1 Dose (15 oz) schwarze Bohnen,
  abtropfen lassen und abspülen
- 1 Zwiebel, gewürfelt
- 2 Knoblauchzehen, gehackt
- 1 Teelöffel gemahlener Kreuzkümmel
- 1 Teelöffel Chilipulver
- 1/2 Teelöffel geräuchertes Paprikapulver
- Salz und Pfeffer nach Geschmack
- 1 Dose (10 oz) Enchiladasauce
- 8 kleine Maistortillas
- 1 Tasse geriebener Käse
  (Cheddar, Monterey Jack oder mexikanische Mischung)
- Optionale Toppings: Gehackter Koriander,
  gewürfelte Avocado, Sauerrahm

Anweisungen:

1. Heizen Sie Ihren Backofen auf 375 °F (190 °C) vor. Fetten Sie eine 9 x 13 Zoll große Auflaufform leicht mit Kochspray oder Olivenöl ein.
2. Bereiten Sie die Süßkartoffel und die Schwarzkartoffel zu. Bei mittlerer Hitze in einer großen Pfanne Olivenöl erhitzen. Gewürfelte Zwiebeln und gehackten Knoblauch dazugeben und etwa 2-3 Minuten anbraten, bis sie weich sind und duften. Gewürfelte Süßkartoffeln in die Pfanne geben und kochen, bis sie weich sind

3. für etwa 10-12 Minuten. Abgetropfte und abgespülte schwarze Bohnen, gemahlenen Kreuzkümmel, Chilipulver, geräuchertes Paprikapulver, Salz und Pfeffer in die Pfanne geben. Gut umrühren und weitere 2-3 Minuten kochen lassen. Vom Herd nehmen.

4. Gießen Sie eine kleine Menge Enchilada-Sauce auf den Boden der vorbereiteten Auflaufform und verteilen Sie sie gleichmäßig. Erwärmen Sie die Maistortillas einige Sekunden lang in der Mikrowelle, damit sie geschmeidiger werden. Geben Sie eine großzügige Portion der Süßkartoffel- und schwarzen Bohnenfüllung auf jede Tortilla, rollen Sie sie dann fest auf und legen Sie sie mit der Nahtseite nach unten in die Auflaufform.

5. Gießen Sie die restliche Enchilada-Sauce über die fertigen Enchiladas und achten Sie darauf, dass sie gleichmäßig bedeckt sind. Streuen Sie geriebenen Käse über die Enchiladas.

6. Die Auflaufform in den vorgeheizten Ofen stellen und 20–25 Minuten backen, oder bis die Enchiladas durchgeheizt sind und der Käse Blasen bildet und geschmolzen ist.

7. Nehmen Sie die Enchiladas aus Süßkartoffeln und schwarzen Bohnen aus dem Ofen und lassen Sie sie vor dem Servieren einige Minuten abkühlen. Nach Belieben mit gewürfelter Avocado, gehacktem Koriander und Sauerrahm garnieren.

Nährwertangaben (pro Portion):

Kalorien: ca. 350 kcal, Protein: 14 g, Fett: 10 g, Kohlenhydrate: 54 g, Ballaststoffe: 12 g, Zucker: 9 g

Nudeln mit Gemüse

Vorbereitungszeit: 15 Minuten.   Kochzeit: 15 Minuten.

Portionen: 4

Zutaten:

- 8 Unzen Nudeln (Spaghetti, Fettuccine oder Penne)
- 2 Esslöffel Olivenöl
- 1 Zwiebel, in dünne Scheiben geschnitten
- 2 Knoblauchzehen, gehackt
- 2 Karotten, julieniert
- 1 Paprika (beliebige Farbe), in dünne Scheiben geschnitten
- 1 Zucchini, in dünne Scheiben geschnitten
- 1 Tasse Kirschtomaten, halbiert
- 1/2 Tasse gefrorene Erbsen, aufgetaut
- 1/4 Tasse geriebener Parmesankäse (optional)
- Salz und Pfeffer nach Geschmack
- Frische Basilikumblätter, gehackt (zum Garnieren)

Anweisungen:

1. Bringen Sie einen großen Topf Salzwasser zum Kochen. Die Nudeln nach Packungsanweisung al dente kochen. Abgießen und dann beiseite stellen, dabei 1/2 Tasse Nudelwasser auffangen.

2. Bei mittlerer Hitze in einer großen Pfanne Olivenöl erhitzen. Fügen Sie dünn geschnittene Zwiebeln und gehackten Knoblauch hinzu und braten Sie es etwa 2–3 Minuten lang an, bis es weich ist und duftet. Julienne-Karotten, dünn geschnittene Paprika und dünn geschnittene Zucchini in die Pfanne geben. Unter gelegentlichem Rühren kochen, bis das Gemüse zart-knusprig ist, etwa 5–7 Minuten.

3. Kombinieren Sie die Nudeln und das Gemüse: Geben Sie gekochte Nudeln, halbierte Kirschtomaten und aufgetaute gefrorene Erbsen in die Pfanne mit dem gekochten Gemüse. Alles vorsichtig vermischen, bis alles gut vermischt ist. Wenn die Mischung zu trocken erscheint, geben Sie etwas vom zurückgebliebenen Nudelwasser hinzu, um sie aufzulockern.

4. Und die Pasta Primavera mit Salz und Pfeffer abschmecken. Nach Belieben geriebenen Parmesankäse darüber streuen. Für zusätzlichen Geschmack und Frische mit gehackten frischen Basilikumblättern garnieren.

5. Verteilen Sie die Pasta Primavera auf Servierteller oder Schüsseln. Sofort servieren, optional mit zusätzlichem Parmesankäse und frischen Basilikumblättern garniert.

Nährwertangaben (pro Portion, ohne Parmesankäse):

Kalorien: ca. 300 kcal, Protein: 8 g, Fett: 7 g, Kohlenhydrate: 50 g, Ballaststoffe: 6 g, Zucker: 7 g

Kokos-Curry-Tofu

Vorbereitungszeit: 15 Minuten.   **Kochzeit: 25 Minuten.**

Portionen: 4

Zutaten:

- 1 Block (14 oz) extrafester Tofu, gepresst und gewürfelt
- 2 Esslöffel Pflanzenöl
- 1 Zwiebel, gewürfelt
- 2 Knoblauchzehen, gehackt
- 1 Esslöffel geriebener Ingwer
- 2 Esslöffel Currypulver
- 1 Dose (14 oz) Kokosmilch
- 2 Tassen gemischtes Gemüse (wie Brokkoli, Paprika, Karotten und Erbsen)
- 1 Esslöffel Sojasauce
- 1 Esslöffel brauner Zucker (optional)
- Salz und Pfeffer nach Geschmack
- Gekochter Reis oder Naan-Brot zum Servieren

- Frische Korianderblätter, gehackt (zum Garnieren)

Anweisungen:

1. Drücken Sie den Tofu aus, um überschüssiges Wasser zu entfernen, indem Sie ihn in Papiertücher einwickeln und einen schweren Gegenstand 15–20 Minuten lang darauf legen. Nach dem Pressen den Tofu in Würfel schneiden.

2. Pflanzenöl bei mittlerer bis hoher Hitze in einer großen Pfanne oder einem Wok erhitzen. Die Tofuwürfel hinzufügen und etwa 5-7 Minuten lang von allen Seiten goldbraun braten. Nehmen Sie den Tofu aus der Pfanne und legen Sie ihn beiseite.

3. Gewürfelte Zwiebeln, gehackten Knoblauch und geriebenen Ingwer in dieselbe Pfanne geben. Etwa 2-3 Minuten anbraten, bis es durchscheinend und duftend ist. Currypulver hinzufügen und umrühren, um die Zwiebeln und den Knoblauch zu bedecken.

4. Kokosmilch dazugeben und mit der Zwiebelmischung verrühren. Bringen Sie die Mischung zum Kochen und lassen Sie sie 5 Minuten lang kochen, damit sich die Aromen vermischen.

5. Geben Sie das gemischte Gemüse in die Pfanne und rühren Sie es um, um es mit der Currysoße zu überziehen. Geben Sie die gekochten Tofuwürfel wieder in die Pfanne. (falls verwendet) Sojasauce und braunen Zucker einrühren. Zum Abschmecken mit Salz und Pfeffer abschmecken.

6. Das Curry weiter köcheln lassen, bis das Gemüse weich ist, etwa 10–15 Minuten. Nach dem Garen die Pfanne vom Herd nehmen. Servieren Sie den Kokos-Curry-Tofu heiß zu gekochtem Reis oder mit Naan-Brot. Mit gehackten frischen Korianderblättern garnieren.

Nährwertangaben (pro Portion, ohne Reis oder Naan-Brot):

Kalorien: ca. 300 kcal, Protein: 10 g, Fett: 25 g, Kohlenhydrate: 15 g, Ballaststoffe: 5 g, Zucker: 5 g

Gefüllter Spaghettikürbis

Vorbereitungszeit: 15 Minuten.   **Kochzeit: 50 Minuten.**

Portionen: 4

Zutaten:

- 2 kleine Spaghettikürbis
- 1 Esslöffel Olivenöl
- 1 Zwiebel, gewürfelt
- 2 Knoblauchzehen, gehackt
- 1 Paprika (beliebige Farbe), gewürfelt
- 1 Tasse Champignons, gewürfelt
- 1 Tasse Spinat, gehackt
- 1 Dose (15 oz) gewürfelte Tomaten, abgetropft
- 1 Teelöffel getrockneter Oregano
- 1 Teelöffel getrocknetes Basilikum
- Salz und Pfeffer nach Geschmack
- 1 Tasse geriebener Mozzarella-Käse
- Frische Petersilie, gehackt (zum Garnieren)

Anweisungen:

1. Heizen Sie Ihren Backofen auf 400 °F (200 °C) vor. Dann ein Backblech mit Backpapier auslegen.

2. Schneiden Sie jeden Spaghettikürbis vorsichtig der Länge nach in zwei Hälften. Entfernen Sie die Kerne und entsorgen Sie sie. Die geschnittenen Seiten der Kürbishälften mit Olivenöl bestreichen und mit Salz und Pfeffer würzen. Anschließend die Kürbishälften mit der Schnittfläche nach unten auf das vorbereitete Backblech legen.

3. Backen Sie den Kürbis: Legen Sie das Backblech in den vorgeheizten Ofen und backen Sie ihn 40–45 Minuten lang oder bis der Kürbis weich ist und sich leicht mit einer Gabel durchstechen lässt.

4. Bereiten Sie die Füllung vor: Während der Kürbis backt, erhitzen Sie bei mittlerer Hitze in einer großen Pfanne das Olivenöl. Gewürfelte Zwiebeln und gehackten Knoblauch dazugeben und ca. 2-3 Minuten anbraten, bis sie

weich sind und duften. Gewürfelte Paprika, Pilze und gehackten Spinat in die Pfanne geben. Kochen, bis das Gemüse weich ist, etwa 5 bis 7 Minuten.

5. Die abgetropften Tomatenwürfel, den getrockneten Oregano und das getrocknete Basilikum unterrühren. Zum Abschmecken mit Salz und Pfeffer abschmecken. Und weitere 2-3 Minuten kochen lassen, damit sich die Aromen vermischen.

6. Sobald die Spaghettikürbishälften gar sind, kratzen Sie das Fruchtfleisch mit einer Gabel in Streifen. Lassen Sie eine dünne Schicht Kürbis auf der Schale haften, um eine stabile Schale zu bilden. Die Gemüsefüllung gleichmäßig auf die Kürbishälften verteilen und leicht andrücken.

7. Käse hinzufügen und backen: Streuen Sie geriebenen Mozzarella-Käse über jede gefüllte Kürbishälfte. Legen Sie das Backblech wieder in den Ofen und backen Sie es weitere 5 bis 7 Minuten lang oder bis der Käse geschmolzen ist und Blasen bildet.

8. Den gefüllten Spaghettikürbis aus dem Ofen nehmen und etwas abkühlen lassen. Vor dem Servieren mit gehackter frischer Petersilie garnieren.

Nährwertangaben (pro Portion):

Kalorien: ca. 250 kcal, Protein: 10 g, Fett: 10 g, Kohlenhydrate: 35 g, Ballaststoffe: 8 g, Zucker: 10 g

Quesadillas mit Pilzen und Spinat

Vorbereitungszeit: 10 Minuten.   **Kochzeit: 15 Minuten.**
Portionen: 4

Zutaten:

- 8 kleine Mehl-Tortillas
- 2 Tassen geschnittene Pilze
- 2 Tassen frische Spinatblätter
- 1 Zwiebel, in dünne Scheiben geschnitten
- 2 Knoblauchzehen, gehackt
- 1 Tasse geriebener Käse

(Cheddar, Mozzarella oder mexikanische Mischung)
- 2 Esslöffel Olivenöl
- Salz und Pfeffer nach Geschmack
- Optionale Toppings: Salsa, Sauerrahm, Guacamole

Anweisungen:

1. Bei mittlerer Hitze in einer großen Pfanne Olivenöl erhitzen. Fügen Sie dünn geschnittene Zwiebeln und gehackten Knoblauch hinzu und braten Sie es etwa 2–3 Minuten lang an, bis es weich ist und duftet. In Scheiben geschnittene Pilze in die Pfanne geben und ca. 5–7 Minuten kochen, bis sie ihre Feuchtigkeit abgeben und goldbraun werden. Geben Sie frische Spinatblätter in die Pfanne und kochen Sie sie etwa 1–2 Minuten lang, bis sie zusammengefallen sind. Zum Abschmecken mit Salz und Pfeffer abschmecken.

2. Dann legen Sie 4 Tortillas auf eine ebene Fläche. Verteilen Sie die Pilz-Spinat-Mischung gleichmäßig auf die Tortillas und verteilen Sie sie so, dass jeweils eine Hälfte jeder Tortilla bedeckt ist. Streuen Sie geriebenen Käse über die Füllung. Legen Sie die restlichen Tortillas auf jede gefüllte Tortilla, um Quesadilla-Sandwiches zuzubereiten.

3. Bei mittlerer Hitze eine große Pfanne oder Grillplatte erhitzen. Je nach Größe ein oder zwei Quesadillas in die Pfanne geben. Und etwa 2-3 Minuten kochen, bis die untere Tortilla goldbraun und knusprig ist. Drehen Sie die Quesadillas vorsichtig um und kochen Sie sie noch etwa 2–3 Minuten lang, bis die andere Seite goldbraun und knusprig ist. Wiederholen Sie den Vorgang mit den restlichen Quesadillas.

4. Nehmen Sie die gekochten Quesadillas aus der Pfanne und lassen Sie sie auf einem Schneidebrett etwas abkühlen. Dann schneiden Sie jede Quesadilla mit einem scharfen Messer oder einem Pizzaschneider in Spalten. Sofort mit optionalen Toppings wie Salsa, Sauerrahm oder Guacamole servieren.

Nährwertangaben (pro Portion, 1 Quesadilla):

Kalorien: ca. 250 kcal, Protein: 10 g, Fett: 12 g, Kohlenhydrate: 25 g, Ballaststoffe: 3 g, Zucker: 2 g

Gebackene gefüllte Hähnchenbrust

Vorbereitungszeit: 15 Minuten.   **Kochzeit: 30 Minuten.**

Portionen: 4

Zutaten:

- 4 Hähnchenbrustfilets ohne Knochen und Haut
- Salz und Pfeffer nach Geschmack
- 1 Tasse Spinat, gehackt
- 1/2 Tasse Ricotta-Käse
- 1/4 Tasse geriebener Parmesankäse
- 2 Knoblauchzehen, gehackt
- 1 Teelöffel getrocknete italienische Kräuter
  (wie Oregano, Basilikum und Thymian)
- 1/4 Tasse Semmelbrösel (optional)
- Olivenöl zum Beträufeln

Anweisungen:

1. Heizen Sie Ihren Backofen auf 375 °F (190 °C) vor. Fetten Sie dann eine Auflaufform mit Olivenöl oder Kochspray ein.
2. Schneiden Sie mit einem scharfen Messer vorsichtig eine Tasche in die Seite jeder Hähnchenbrust und achten Sie darauf, nicht ganz durchzuschneiden. Jede Hähnchenbrust innen und außen mit Pfeffer und Salz abschmecken.
3. Gehackten Spinat, Ricotta, geriebenen Parmesan, gehackten Knoblauch und getrocknete italienische Kräuter in einer Rührschüssel vermischen. Mischen, bis alles gut vermischt ist.
4. Verteilen Sie die Spinat-Käse-Mischung gleichmäßig auf den Hähnchenbrüsten und löffeln Sie sie in die entstandenen Taschen. Streuen Sie bei Bedarf Semmelbrösel über jede gefüllte Hähnchenbrust, um die Konsistenz zu verbessern.

5. Die gefüllten Hähnchenbrüste in die vorbereitete Auflaufform legen. Mit etwas Olivenöl beträufeln. Im vorgeheizten Ofen 25–30 Minuten backen oder bis das Huhn vollständig gegart ist und die Füllung heiß ist und Blasen wirft.

6. Nehmen Sie die gebackenen gefüllten Hähnchenbrüste aus dem Ofen und lassen Sie sie vor dem Servieren einige Minuten ruhen. Heiß servieren, auf Wunsch mit frischen Kräutern garniert.

Nährwertangaben (pro Portion):

Kalorien: ca. 300 kcal, Protein: 40 g, Fett: 12 g, Kohlenhydrate: 6 g, Ballaststoffe: 1 g, Zucker: 1 g

SNACKS, VORSPEISEN UND DESSERTS

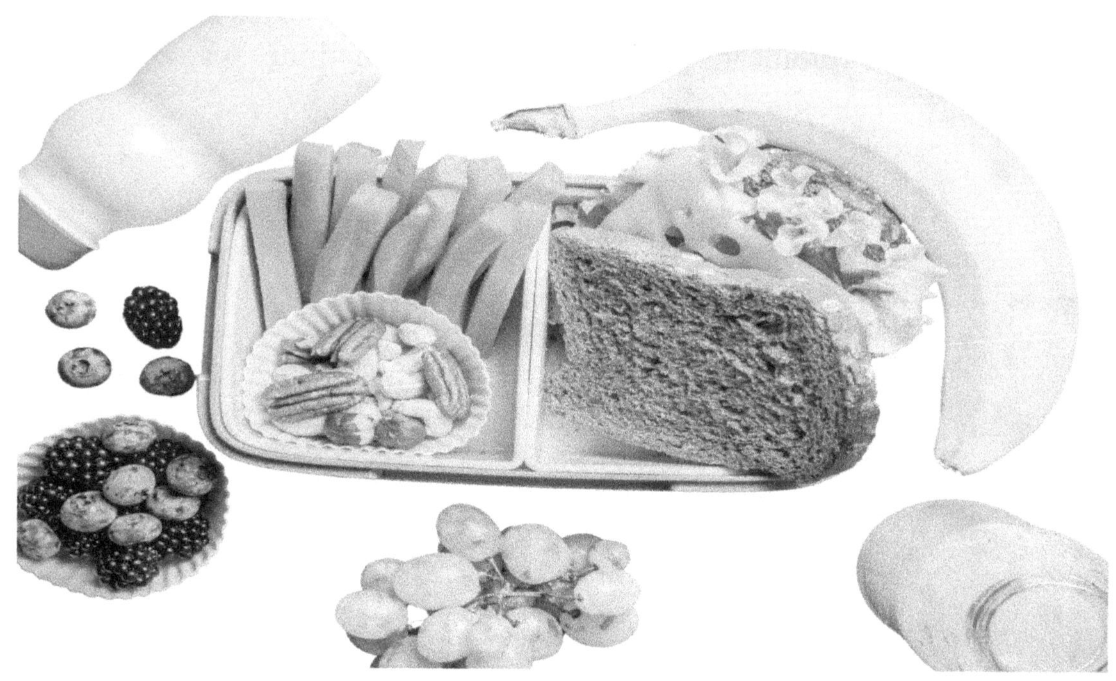

Süßkartoffelpommes

Vorbereitungszeit: 10 Minuten.   Kochzeit: 25 Minuten.

Portionen: 4

Zutaten:

- 2 große Süßkartoffeln, gewaschen und getrocknet
- 2 Esslöffel Olivenöl
- 1 Teelöffel Knoblauchpulver
- 1 Teelöffel Paprika
- 1/2 Teelöffel Salz
- 1/4 Teelöffel schwarzer Pfeffer
- Optional: frische Kräuter zum Garnieren
  (wie Petersilie oder Koriander)

Anweisungen:

1. Heizen Sie Ihren Backofen auf 425 °F (220 °C) vor. Legen Sie anschließend ein Backblech mit Pergamentpapier oder Aluminiumfolie aus, um die Reinigung zu erleichtern.
2. Schneiden Sie die Süßkartoffeln in gleichmäßig große Pommes Frites, etwa 1/4 bis 1/2 Zoll dick. Geben Sie sie dann in eine große Rührschüssel.
3. Das Olivenöl über die Süßkartoffel-Pommes träufeln und vermengen, bis sie gleichmäßig bedeckt sind. Streuen Sie Knoblauchpulver, Paprika, Salz und schwarzen Pfeffer über die Pommes Frites und schwenken Sie sie erneut, bis sie gleichmäßig mit den Gewürzen bedeckt sind.
4. Verteilen Sie die gewürzten Süßkartoffel-Pommes in einer Schicht auf dem vorbereiteten Backblech und achten Sie darauf, dass sie nicht zu voll werden. Dadurch werden sie im Ofen schön knusprig.
5. Legen Sie dann das Backblech in den vorgeheizten Ofen und backen Sie es 20 bis 25 Minuten lang, indem Sie es nach der Hälfte der Zeit wenden, bis die Pommes frites außen goldbraun und knusprig und innen zart sind.
6. Wenn die Süßkartoffel-Pommes fertig sind, nehmen Sie sie aus dem Ofen und lassen Sie sie etwas abkühlen. Auf einen Servierteller geben und nach Belieben mit frischen Kräutern belegen. Heiß servieren und genießen!

Nährwertangaben (pro Portion, etwa 1/4 des Rezepts):

Kalorien: ca. 150 kcal, Fett: 7 g, Kohlenhydrate: 21 g, Ballaststoffe: 4 g, Protein: 2 g

Gurken-Avocado-Salat

Vorbereitungszeit: 10 Minuten.

Portionen: Ergibt 2 Portionen

Zutaten:

- 1 große Gurke, gewaschen und in Scheiben geschnitten
- 1 reife Avocado, geschält, entkernt und gewürfelt
- 1 Esslöffel Zitronensaft
- 1 Esslöffel Olivenöl
- Salz und Pfeffer nach Geschmack
- Optional: gehackte frische Kräuter
- (z. B. Petersilie oder Dill) zum Garnieren

Anweisungen:

1. Die Gurke gründlich waschen und je nach Vorliebe in Scheiben oder Halbmonde schneiden. Die reife Avocado schälen, entkernen und würfeln.
2. Die geschnittene Gurke und die gewürfelte Avocado in einer Rührschüssel vermischen. Anschließend den Zitronensaft und das Olivenöl über die Zutaten träufeln. Nach Geschmack mit Salz und Pfeffer würzen.
3. Rühren Sie die Gurken-Avocado-Mischung vorsichtig um, bis sie gleichmäßig mit Zitronensaft, Olivenöl, Salz und Pfeffer bedeckt ist.
4. Anschließend den Salat auf einen Servierteller oder eine Schüssel geben. Bei Bedarf mit gehackten frischen Kräutern wie Petersilie oder Dill garnieren, um den Geschmack und die Präsentation zu verbessern.
5. Servieren Sie den Gurken-Avocado-Salat sofort als erfrischende und nahrhafte Beilage oder leichte Mahlzeit.

Nährwertangaben (pro Portion, etwa die Hälfte des Rezepts):

Kalorien: ca. 200 kcal, Fett: 17 g, Kohlenhydrate: 12 g, Ballaststoffe: 7 g, Protein: 3 g

Griechischer Joghurt-Fruchtdip

Vorbereitungszeit: 5 Minuten.

Portionen: Ergibt etwa 1 Tasse Dip

Zutaten:

- 1 Tasse griechischer Naturjoghurt
- 2 Esslöffel Honig oder Ahornsirup
- 1/2 Teelöffel Vanilleextrakt
- Optional: eine Prise gemahlener Zimt
- Verschiedene frische Früchte zum Servieren
  (wie Erdbeeren, Apfelscheiben, Bananenscheiben, Weintrauben usw.)

Anweisungen:

1. Messen Sie griechischen Joghurt, Honig oder Ahornsirup und Vanilleextrakt ab.
2. Kombinieren Sie griechischen Joghurt, Honig oder Ahornsirup und Vanilleextrakt in einer kleinen Rührschüssel. Wenn Sie möchten, können Sie für zusätzlichen Geschmack eine Prise gemahlenen Zimt hinzufügen.
3. Verrühren Sie die Zutaten mit einem Löffel oder Schneebesen, bis sie glatt und gut vermischt sind. Probieren Sie den Dip und passen Sie die Süße oder das Aroma nach Ihren Wünschen an. Fügen Sie bei Bedarf mehr Honig, Ahornsirup oder Vanilleextrakt hinzu.
4. Geben Sie den Fruchtdip mit griechischem Joghurt in eine Servierschüssel oder einen Teller. Ordnen Sie die verschiedenen frischen Früchte zum Dippen rund um den Dip an.
5. Servieren Sie den Fruchtdip mit griechischem Joghurt zu den frischen Früchten

Nährwertangaben (pro Portion etwa 2 Esslöffel Dip):

Kalorien: ca. 50 kcal, Fett: 0 g, Kohlenhydrate: 9 g, Ballaststoffe: 0 g, Protein: 3 g

Schokoladen-Bananen-Häppchen

Vorbereitungszeit: 10 Minuten. **(Abkühlzeit: 30 Minuten)**

Portionen: 12 :

- 2 reife Bananen
- 1/2 Tasse dunkle Schokoladenstückchen oder
- gehackte dunkle Schokolade
- 1 Esslöffel Kokosöl
- Optionale Toppings: Kokosraspeln, gehackte Nüsse, Streusel usw.

Anweisungen:

1. Schälen Sie die Bananen und schneiden Sie sie in mundgerechte, etwa 1 cm dicke Scheiben. Dann ein Backblech oder einen Teller mit Backpapier auslegen und die Bananenscheiben in einer Schicht darauf verteilen.

2. Die dunklen Schokoladenstückchen oder die gehackte dunkle Schokolade zusammen mit dem Kokosöl in einer mikrowellengeeigneten Schüssel oder im Wasserbad schmelzen. Wenn Sie eine Mikrowelle verwenden, erhitzen Sie die Schokolade in 30-Sekunden-Intervallen und rühren Sie zwischendurch um, bis sie glatt und geschmolzen ist.

3. Tauchen Sie jede Bananenscheibe mit einer Gabel oder einem Zahnstocher in die geschmolzene Schokolade und überziehen Sie sie vollständig. Lassen Sie überschüssige Schokolade abtropfen und legen Sie dann die mit Schokolade überzogene Bananenscheibe zurück auf das mit Backpapier ausgelegte Backblech oder den Teller.

4. Fügen Sie optionale Toppings hinzu: Während der Schokoladenüberzug noch weich ist, streuen Sie die gewünschten Toppings über die mit Schokolade überzogenen Bananenscheiben. Zu den Optionen gehören Kokosraspeln, gehackte Nüsse oder bunte Streusel.

5. Sobald alle Bananenscheiben bedeckt und belegt sind, stellen Sie das Backblech oder den Teller in den Kühlschrank. Kühlen Sie die

Schokoladen-Bananen-Häppchen mindestens 30 Minuten lang oder bis der Schokoladenüberzug fest und fest ist.

6. Nach dem Abkühlen die Schoko-Bananenstückchen aus dem Kühlschrank nehmen und auf eine Servierplatte geben. Sofort genießen

Nährwertangaben (pro Portion etwa 2 Schoko-Bananen-Häppchen):

Kalorien: ca. 120 kcal, Fett: 7 g, Kohlenhydrate: 15 g, Ballaststoffe: 2 g, Protein: 1 g

Mit Hüttenkäse gefüllte Minipaprika

Vorbereitungszeit: 15 Minuten.

Portionen: 20 gefüllte Minipaprika

Zutaten:

- 10 Mini-Paprika, halbiert und entkernt
- 1 Tasse Hüttenkäse
- 2 Esslöffel gehackte frische Kräuter
  (wie Petersilie, Schnittlauch oder Basilikum)
- Salz und Pfeffer nach Geschmack
- Optional: rote Paprikaflocken oder Paprika zum Garnieren

Anweisungen:

1. Die Mini-Paprika gründlich waschen. Schneiden Sie jede Paprika der Länge nach in zwei Hälften und entfernen Sie die Kerne und Membranen, sodass kleine Paprikaschiffchen entstehen.

2. Den Hüttenkäse, gehackte frische Kräuter, Salz und Pfeffer in einer Rührschüssel vermischen. Rühren, bis alles gut vermischt ist und die Kräuter gleichmäßig im Hüttenkäse verteilt sind.

3. Geben Sie die Hüttenkäsemischung in jede Mini-Paprikahälfte und füllen Sie sie großzügig. Mit der Rückseite des Löffels die Füllung glatt streichen und für ein ordentliches Erscheinungsbild sorgen.

4. Garnierung (optional): Streuen Sie eine Prise rote Paprikaflocken oder Paprika über die gefüllten Paprikaschoten, um einen Farbtupfer und zusätzlichen Geschmack zu erzielen.

5. Die gefüllten Minipaprika auf einer Servierplatte anrichten und sofort servieren

Nährwertangaben (pro Portion etwa 2 gefüllte Minipaprika):
Kalorien: ca. 40 kcal, Fett: 1 g, Kohlenhydrate: 4 g, Ballaststoffe: 1 g, Protein: 4 g

Gefrorene Joghurtrinde

Vorbereitungszeit: 10 Minuten.　　　**Kochzeit: 2 Stunden (Gefrierzeit)**
Portionen: 8
Zutaten:
- 2 Tassen griechischer Naturjoghurt
- 2 Esslöffel Honig oder Ahornsirup
- 1 Teelöffel Vanilleextrakt
- 1/2 Tasse gemischte Beeren
  (wie Erdbeeren, Blaubeeren, Himbeeren)
- 1/4 Tasse gehackte Nüsse
  (wie Mandeln, Walnüsse oder Pekannüsse)
- Optional: Kokosraspeln, dunkle Schokoladenstückchen, Müsli oder
- weitere Toppings nach Wahl

Anweisungen:

1. Messen Sie griechischen Joghurt, Honig oder Ahornsirup, Vanilleextrakt, gemischte Beeren und gehackte Nüsse ab.

2. Griechischen Joghurt, Honig oder Ahornsirup und Vanilleextrakt in einer Rührschüssel vermischen und gut verrühren.

3. Danach ein Backblech mit Backpapier auslegen. Gießen Sie die Joghurtmischung auf das Backpapier und verteilen Sie sie gleichmäßig mit einem Spatel, sodass eine dünne Schicht entsteht.

4. Die gemischten Beeren und gehackten Nüsse gleichmäßig über die Joghurtschicht streuen. Fügen Sie nach Wunsch weitere Toppings wie Kokosraspeln, dunkle Schokoladenstückchen oder Müsli hinzu.

5. Legen Sie das Backblech in den Gefrierschrank und gefrieren Sie es mindestens 2 Stunden lang oder bis die Joghurtrinde fest und fest ist.

6. Sobald die Joghurtrinde gefroren ist, nehmen Sie sie aus dem Gefrierschrank und brechen Sie sie mit den Händen oder einem Messer in Stücke.

7. Sofort servieren

Nährwertangaben (pro Portion, etwa 1/8 des Rezepts):

Kalorien: ca. 70 kcal, Fett: 3 g, Kohlenhydrate: 7 g, Ballaststoffe: 1 g, Protein: 5 g

Gefüllte Datteln mit Mandelbutter

Vorbereitungszeit: 10 Minuten.   Portionen: 12

Zutaten:

- 12 Medjool-Datteln, entkernt
- 1/4 Tasse Mandelbutter
- Optionale Toppings: gehackte Nüsse, Kokosraspeln,
- Kakaopulver oder Meersalz

Anweisungen:

1. Stellen Sie sicher, dass die Medjool-Datteln entkernt sind. Wenn nicht, schneiden Sie sie vorsichtig auf und entfernen Sie die Kerne.

2. Füllen Sie jede entkernte Dattel mit einem kleinen Löffel oder Ihren Fingern mit Mandelbutter. Drücken Sie die Mandelbutter in die Mitte jeder Dattel und füllen Sie sie vollständig aus.

3. Optionale Toppings: Wenn Sie möchten, bestreuen Sie jede gefüllte Dattel mit einem Topping Ihrer Wahl. Gehackte Nüsse, Kokosraspeln, Kakaopulver oder eine Prise Meersalz sind köstliche Ergänzungen.

4. Die gefüllten Datteln auf einem Servierteller oder einer Servierplatte anrichten und sofort servieren.

Nährwertangaben (pro gefüllter Dattel):

Kalorien: ca. 70 kcal, Fett: 3 g, Kohlenhydrate: 11 g, Ballaststoffe: 1,5 g, Protein: 1 g

Geröstete Kichererbsen

Vorbereitungszeit: 5 Minuten.   Kochzeit: 40 Minuten. Portionen: 2 Tassen

Zutaten:

- 1 Dose (15 Unzen) Kichererbsen (Kichererbsen),
- abtropfen lassen und abspülen
- 1 Esslöffel Olivenöl
- 1/2 Teelöffel Salz
- 1/2 Teelöffel Knoblauchpulver
- 1/2 Teelöffel Paprika
- Optional: zusätzliche Gewürze Ihrer Wahl (z. B. Kreuzkümmel, Chilipulver oder Currypulver)

Anweisungen:

1. Heizen Sie Ihren Backofen auf 400 °F (200 °C) vor. Legen Sie anschließend ein Backblech mit Pergamentpapier oder Aluminiumfolie aus, um die Reinigung zu erleichtern.
2. Nachdem Sie die Kichererbsen abgespült haben, tupfen Sie sie mit einem sauberen Küchentuch oder Papiertüchern trocken. Es ist wichtig, so viel Feuchtigkeit wie möglich zu entfernen, damit die Kichererbsen im Ofen knuspriger werden.
3. Geben Sie die getrockneten Kichererbsen mit Olivenöl, Salz, Knoblauchpulver, Paprika und den gewünschten Gewürzen in eine Rührschüssel. Stellen Sie sicher, dass die Kichererbsen gleichmäßig mit den Gewürzen bedeckt sind.
4. Geben Sie die gewürzten Kichererbsen auf das vorbereitete Backblech und verteilen Sie sie in einer einzigen Schicht. Dies hilft ihnen, gleichmäßig und knusprig zu rösten.

5. Legen Sie das Backblech in den vorgeheizten Ofen und rösten Sie die Kichererbsen etwa 30–40 Minuten lang oder bis sie goldbraun und knusprig sind. Schütteln Sie die Pfanne nach der Hälfte der Garzeit, um eine gleichmäßige Röstung zu gewährleisten.

6. Nach dem Rösten die Kichererbsen aus dem Ofen nehmen und einige Minuten auf dem Backblech abkühlen lassen. Beim Abkühlen wird es immer knuspriger. Die gerösteten Kichererbsen warm servieren

Nährwertangaben (pro 1/4 Tasse Portion):

Kalorien: ca. 80 kcal, Fett: 3 g, Kohlenhydrate: 10 g, Ballaststoffe: 3 g, Protein: 4 g

Beeren-Chia-Samen-Pudding

Vorbereitungszeit: 5 Minuten.

Kühlzeit: 4 Stunden oder über Nacht   **Portionen: 2**

Zutaten:

- 1/4 Tasse Chiasamen
- 1 Tasse ungesüßte Mandelmilch
  (oder eine beliebige Milch Ihrer Wahl)
- 1 Esslöffel Honig oder Ahornsirup
  (optional, je nach Geschmack anpassen)
- 1/2 Teelöffel Vanilleextrakt
- 1/2 Tasse gemischte Beeren
  (wie Erdbeeren, Blaubeeren, Himbeeren)
- Optionale Toppings: zusätzliche Beeren, Mandelblättchen,
  oder Kokosraspeln

Anweisungen:

1. Chiasamen, Mandelmilch, Honig oder Ahornsirup (falls verwendet) und Vanilleextrakt in einer Rührschüssel oder einem Glas vermischen. Rühren

Sie, bis alles gut vermischt ist, und stellen Sie sicher, dass die Chiasamen gleichmäßig in der Mischung verteilt sind.

2. Die gemischten Beeren vorsichtig unter die Chiasamenmischung heben. Sie können die Beeren entweder leicht zerdrücken, um einen gleichmäßigeren Geschmack zu erzielen, oder sie ganz lassen, um einen fruchtigen Geschmack zu erhalten.

3. Decken Sie die Schüssel oder das Glas mit Plastikfolie oder einem Deckel ab und stellen Sie es mindestens 4 Stunden oder über Nacht in den Kühlschrank. Während dieser Zeit nehmen die Chiasamen die Flüssigkeit auf und es entsteht eine dicke, puddingartige Konsistenz.

4. Sobald der Beeren-Chiasamen-Pudding abgekühlt und fest geworden ist, nehmen Sie ihn aus dem Kühlschrank. Rühren Sie gut um, um die Chiasamen und Beeren neu zu verteilen. Den Pudding auf Serviergläser oder Schüsseln verteilen.

5. Belag hinzufügen (optional): Garnieren Sie den Beeren-Chia-Samen-Pudding nach Wunsch mit weiteren Beeren, Mandelblättchen oder Kokosraspeln für zusätzlichen Geschmack und Textur.

Nährwertangaben (pro Portion): Kalorien: ca. 150 kcal, Fett: 7 g, Kohlenhydrate: 18 g, Ballaststoffe: 9 g, Protein: 5 g

Apfel-Zimt-Hüttenkäse-Schüssel

Vorbereitungszeit: 5 Minuten.   **Portionen: Ergibt 1 Portion**

Zutaten:

- 1/2 Tasse Hüttenkäse
- 1 kleiner Apfel, gewürfelt
- 1 Esslöffel Honig oder Ahornsirup (optional)
- 1/2 Teelöffel gemahlener Zimt
- Optionale Toppings: Mandelblättchen, Rosinen oder Müsli

Anweisungen:

1. Den Hüttenkäse in eine Servierschüssel geben.
2. Den gewürfelten Apfel über den Hüttenkäse streuen.
3. Mit Honig oder Ahornsirup süßen (optional): Für zusätzliche Süße nach Belieben Honig oder Ahornsirup über die Apfel-Hüttenkäse-Mischung träufeln.
4. Streuen Sie gemahlenen Zimt über die Apfel-Hüttenkäse-Mischung. Der warme, wohlige Geschmack von Zimt passt perfekt zur Süße des Apfels.
5. Optionale Toppings: Wenn Sie möchten, können Sie Ihre Apfel-Zimt-Hüttenkäse-Schüssel mit gehobelten Mandeln, Rosinen oder Müsli belegen, um ihm mehr Konsistenz und Geschmack zu verleihen.
6. Genießen Sie Ihre Apfel-Zimt-Hüttenkäse-Bowl sofort

Nährwertangaben (pro Portion, ohne optionale Toppings):

Kalorien: ca. 200 kcal, Fett: 2 g, Kohlenhydrate: 30 g, Ballaststoffe: 4 g, Protein: 14 g

EINKAUFSLISTEN

- Haferflocken
- Mandelmilch
- Gemischte Beeren (wie Erdbeeren, Blaubeeren, Himbeeren)
- Honig oder Ahornsirup
- griechischer Joghurt
- Eier
- Olivenöl
- griechischer Joghurt
- Granola
- Quinoa
- Banane
- Honig oder Ahornsirup
- Paprika, Zwiebeln, Tomaten, Spinat
- Gefrorene gemischte Beeren
- Banane
- Spinat
- griechischer Joghurt
- Kokosnuss,
- Vollkornbrot
- Avocado
- Essig (zum Pochieren von Eiern)
- Hüttenkäse
- Ananasstücke
- Vollkorn-Pfannkuchenmischung
- Mandelbutter
- Chiasamen
- Süßkartoffeln
- Gurke
- Zitronensaft
- Mini-Paprika
- Hüttenkäse

- Kichererbsen aus der Dose
- Tofu
- Brokkoli
- Sesamöl
- Ich bin Weide
- Ingwer
- Knoblauch
- Sesamsamen
- Getrockneter Oregano
- Vollkorn-Tortillas
- schwarze Bohnen
- Käse
- Salsa
- Vollkorn-Wraps
- Hummus
- Senf oder Mayonnaise
- Paprika
- Schwarze Bohnen aus der Dose
- Gewürze (z. B. Kreuzkümmel, Chilipulver, Paprika)
- Käse
- Linsen
- Gemüsebrühe
- Kichererbsen aus der Dose
- Vollkornbrot
- Verschiedene Gemüsesorten (z. B. Sellerie, rote Zwiebeln,
- Griechischer Joghurt oder Mayonnaise
- dijon Senf
- Zitronensaft
- Hähnchenbrust oder -schenkel
- Gemahlener Truthahn oder Putenbruststreifen
- Lachsfilets
- Rosenkohl, Zucchini
- Getrocknete Kräuter
- (wie Thymian, Rosmarin)

- Verschiedene Bohnen (z. B. Kidneybohnen, schwarze Bohnen, Pintobohnen)
- Tomaten
- Chilipulver
- Kreuzkümmel
- Paprika
- Gemüsebrühe
- Hühnerbrust
- Zucchini
- Pesto-Sauce
- Kirschtomaten
- Aubergine
- Semmelbrösel
- Marinara-Sauce
- Garnele
- Brokkoli, Karotten
- Putenhackfleisch oder mageres Rinderhackfleisch
- brauner Reis
- Blumenkohl Reis

MAHLZEITPLANER

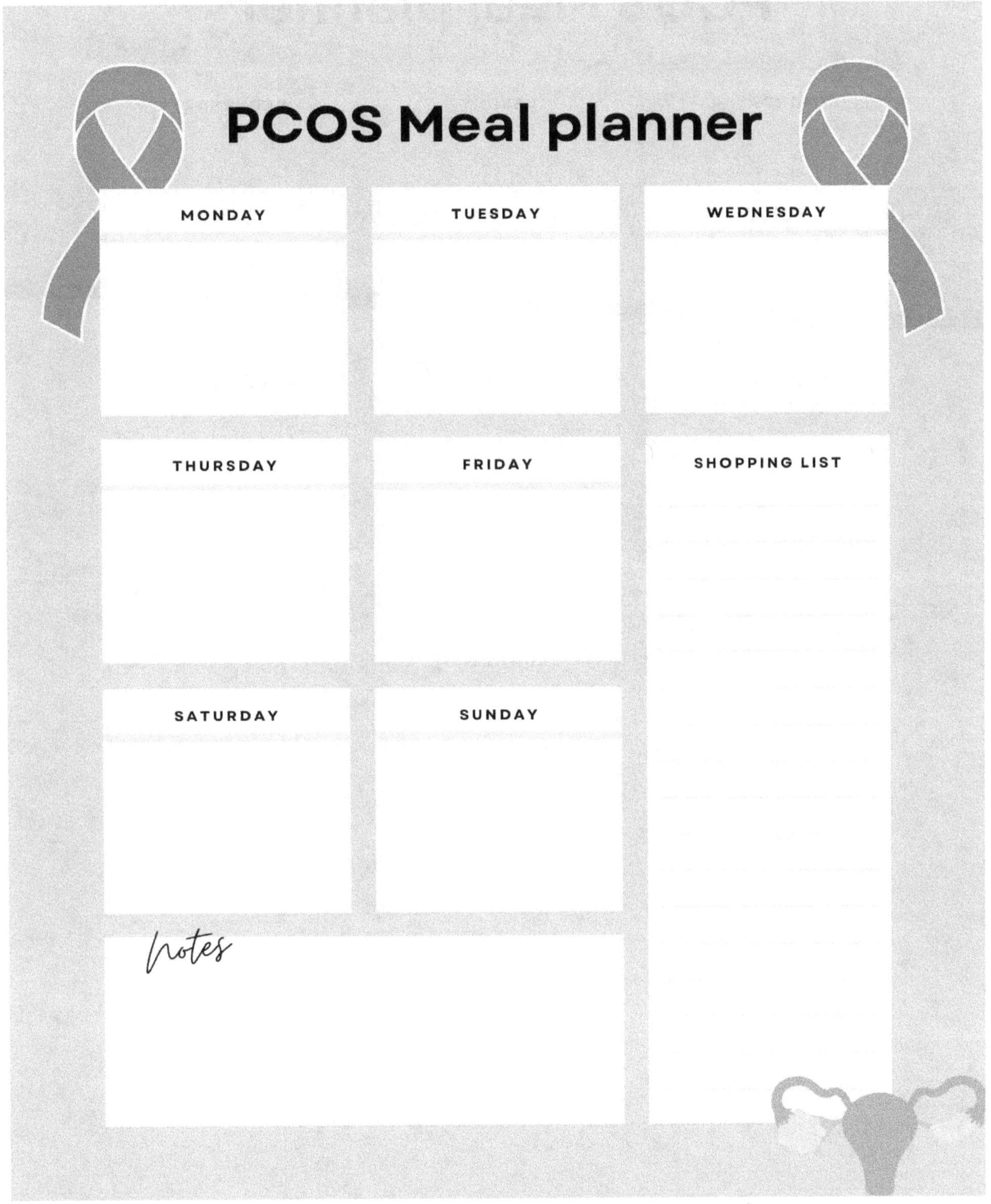

PCOS Meal planner

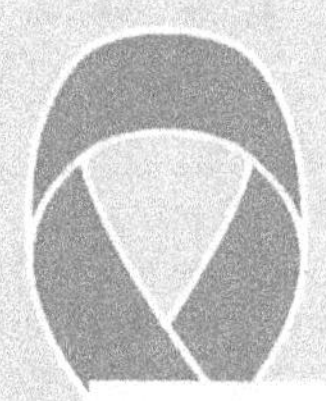
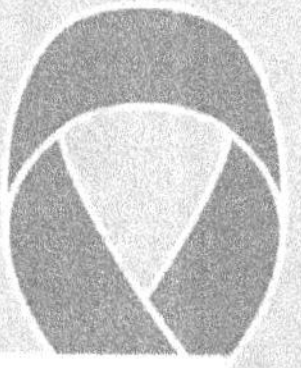

MONDAY

TUESDAY

WEDNESDAY

THURSDAY

FRIDAY

SHOPPING LIST

SATURDAY

SUNDAY

notes

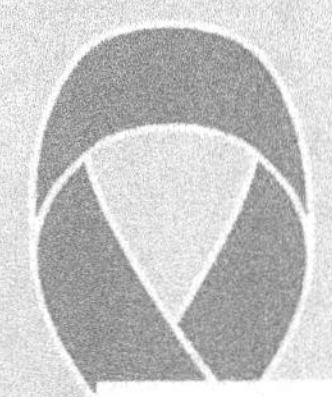 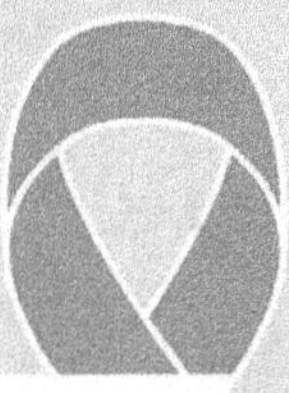

PCOS Meal planner

MONDAY	TUESDAY	WEDNESDAY

THURSDAY	FRIDAY	SHOPPING LIST

SATURDAY	SUNDAY

Notes

PCOS Meal planner

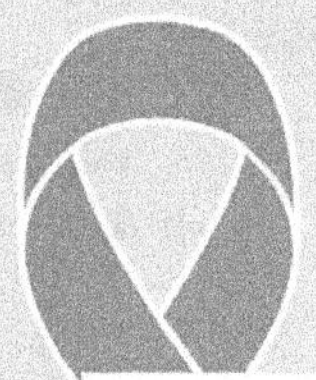
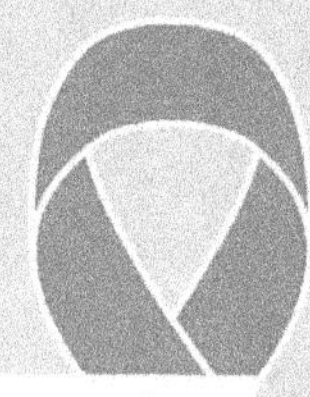

MONDAY	TUESDAY	WEDNESDAY

THURSDAY	FRIDAY	SHOPPING LIST

SATURDAY	SUNDAY	

notes